Saccharide Diet

죽어도 **굶거나**
운동 **못하는** 사람들을 위한
당질 다이어트

죽어도 **굶거나**
운동 **못하는** 사람들을 위한
당질 다이어트

초판 1쇄 발행 2012년 5월 19일
초판 2쇄 발행 2012년 7월 31일

지은이 에베 코지
옮긴이 노경아

책임편집 주리아
책임디자인 황혜정

펴낸이 이상순
주   간 서인찬
편집장 박윤주
기획편집 김초희, 강진원
디자인 박희정
마케팅 홍보 김미숙, 이상광, 공경태, 박순주

펴낸곳 (주)도서출판 아름다운사람들
주소 (413-756) 경기도 파주시 교하읍 문발리 파주출판문화정보단지 534-2
대표전화 031-955-1001
팩스 031-955-1083
이메일 books777@naver.com
홈페이지 www.books114.net

ⓒ 2012, 에베 코지
ISBN 978-89-6513-169-4 13510

Saccharide Diet

죽어도 **굶거나**
운동 **못하는** 사람들을 위한

당질 다이어트

에베 코지 지음 | 노경아 옮김

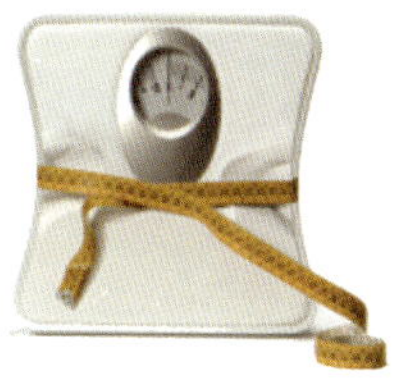

아름다운사람들

prologue

머리말

  세계보건기구는 비만을 '21세기 신종 전염병'
으로 지목했다. 그만큼 세계적으로 비만율이 크
게 늘고 있다. 예를 들어 일본 성인 남성의 약 30%, 성
인 여성의 약 20%는 비만이다.(한국은 2010년 보건복지부에서 한국인 비만
율을 조사한 결과, 19세 이상의 성인을 기준으로 했을 때 남성 36.3%, 여성 24.8%
로 기록되었다.)

  이러한 비만 문제를 해결하기 위해 다이어트 방법만 2만 6,000여 종
이 나왔으나, 실제로 살을 빼는 경우도 드물고, 다이어트에 성공했다
고 해도 감량 전 체중으로 돌아가는 '요요 현상'을 겪지 않은 경우는 겨
우 5%에 불과하다고 한다.

  이렇듯 다양한 다이어트 방법이 있지만, 대부분 실행하기 어려운 다

Saccharide Diet

이어트법이라 중도에 좌절하거나 요요 현상을 경험하기 쉽다. 그러나 당질제한식을 택하면 칼로리를 제한할 필요도 없고 고기나 생선, 술까지 배불리 먹고 마실 수 있으므로 누구나 쉽게 지속할 수 있다. 본문에서 자세히 소개하겠지만 당질제한식이란 한마디로 말해서 '당질을 포함한 음식을 삼가는 식사법'이라 할 수 있다. 심지어 운동도 필요 없으니 그야말로 배불리 먹으며 편하게 살을 빼는 '게으른 다이어트'다.

당질 다이어트에서 제한하는 것은 '칼로리'가 아닌 '당질'이다. 기존 다이어트에는 없는 참신한 방법이기 때문에, 처음 접하는 사람은 당황할지도 모른다. 그러나 일단 당질제한식을 시작하면 대부분 첫 주에 2~3kg의 감량에 성공한다. 이처럼 즉효성이 높은 것도 당질제한식의 특징이다.

원래 당질제한식은 당뇨병 치료 목적으로 개발된 요법이다.

나는 교토 다카오 병원의 이사장이자 내과의 겸 한방의로 일하고 있다. 그러던 중 1999년에 형인 에베 요이치로가 다카오 병원에서 당뇨병 치료의 새로운 식이요법인 당질제한식을 시작하여 획기적인 성과를 올렸다. 그 후 지금까지 총 1,500명 정도가 우리 병원에서 당질

제한식 치료를 받았으며 그 대부분이 눈에 띄게 좋아지고 있다.

2002년 나는 당뇨병 진단을 받았다. 발병하기 전에도 내 식사는 현미 위주였다. 고기보다 생선을 즐겼으며 주 1~2회는 테니스를 하는 등 건강에 꽤 신경을 썼던 편이다. 그런데도 아버지와 어머니 두 분 다 당뇨병을 앓으셨던 집안 내력 때문인지 체중은 학생 때보다 10kg나 불어나서 66kg이 되었고, 배까지 나오더니 급기야 대사 증후군 기준에 도달하고 말았다.

그래서 당뇨병 치료를 위해 당질제한식을 시작했더니, 반년 만에 10kg이 빠져서 학생 때 몸매로 돌아갔다. 이러한 경험으로 당질제한식이 당뇨병뿐 아니라 비만 해소에도 도움이 된다는 것을 실감했다. 여기에서 힌트를 얻어 다이어트를 위한 식이요법으로도 당질제한식을 도입하게 되었다.

그때부터 당질제한식을 열심히 실천하면서 그 효과뿐 아니라 당질제한식의 근거가 되는 생리적 구조에 대해서도 독자적인 연구를 계속하고 있다. 그 과정에서 얻은 지식과 경험은 이 책 곳곳에 담

겨 있다.

　비만은 대사 증후군 등의 생활 습관병을 유발할 뿐만 아니라 일본인의 3대 사망 원인인 암·심장병·뇌졸중의 발병 위험도 높인다. 당질 다이어트(당질제한식)를 통해 한 사람이라도 더 쉽게 다이어트에 성공하고 건강을 되찾기를 간절히 바란다.

　본문에 들어가기에 앞서, 다음과 같은 경우에는 당질 다이어트(당질제한식)를 할 수 없으니 주의 바란다.

　① 신장에 질환이 있어 혈액 검사에서 신기능 저하가 확인된 사람

　② 췌장(이자)에 염증이 있어 혈액 검사에서 활동성으로 확인된 사람

　※ 당뇨병 환자 중 내복약을 복용하거나 인슐린 주사를 투여 중인 사람은 당질제한식 때문에 혈당이 지나치게 낮아질 우려가 있으니 실시하기 전에 반드시 의사와 상담하기 바란다.

다카오 병원 의사 겸 이사장, 에베 코지

차례 | CONTENTS

나는 배불리 먹고 편하게 살 뺀다

1

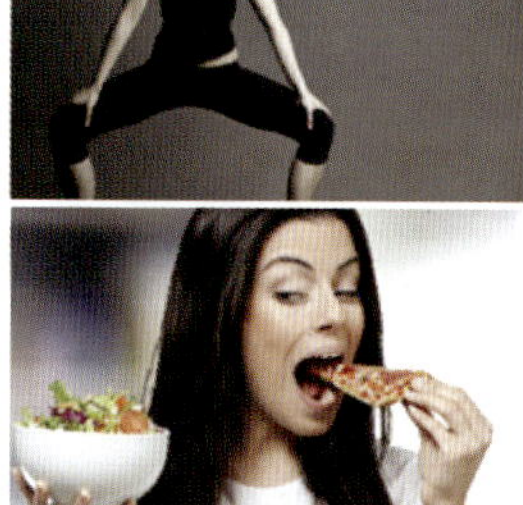
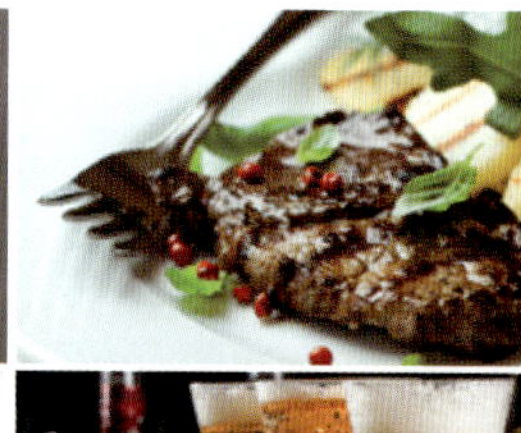
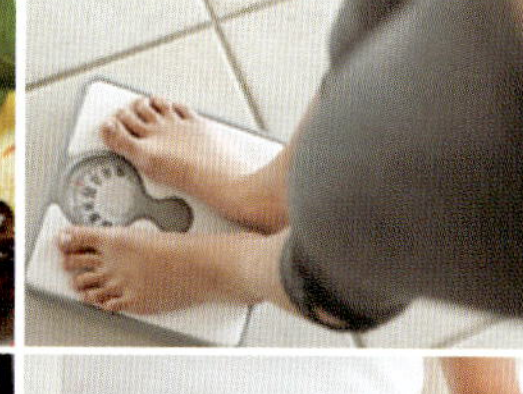
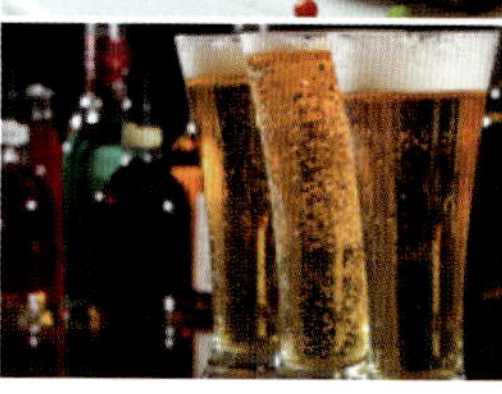
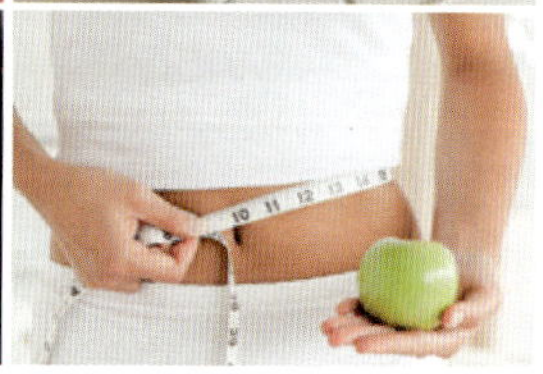

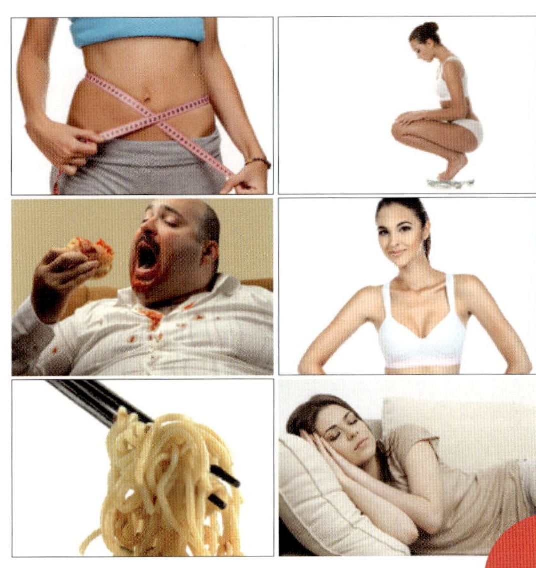

내 몸의 라인을 리부팅한다 **2**

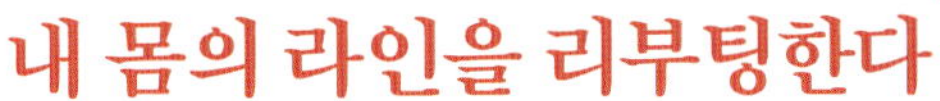

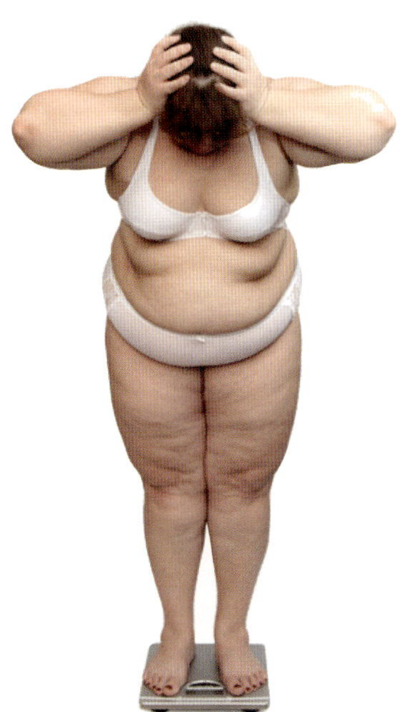

3

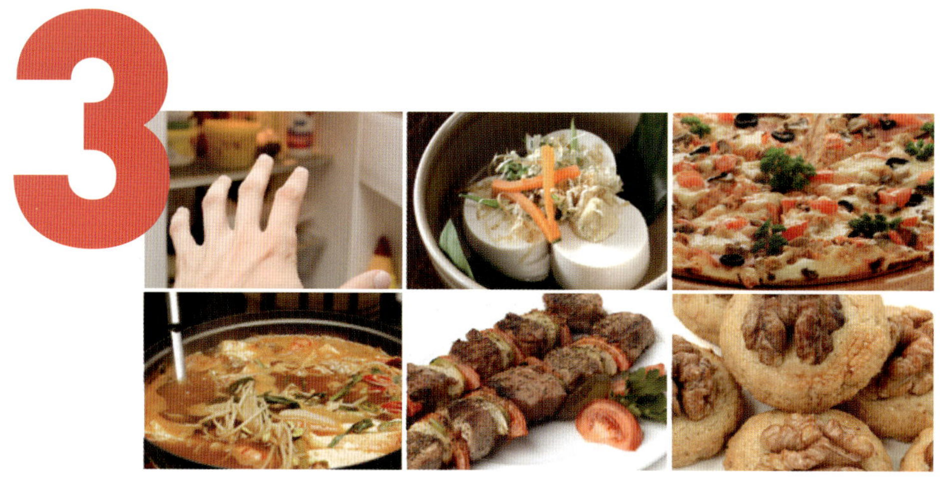

일상에서 똑똑하게 실천하기

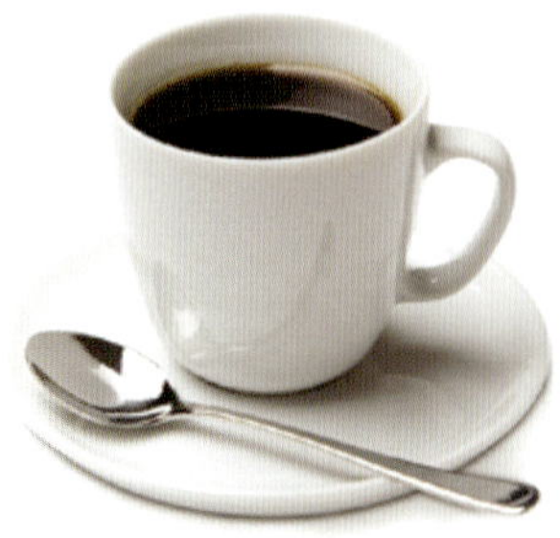

4 코지 박사가 증명한 당질 다이어트의 의학적 근거

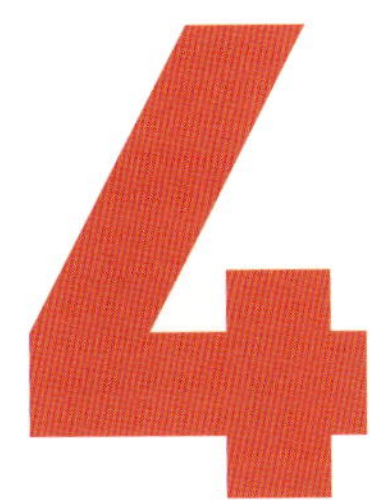

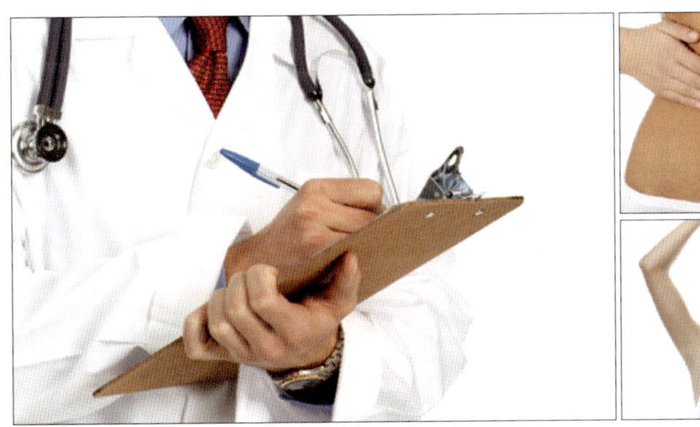

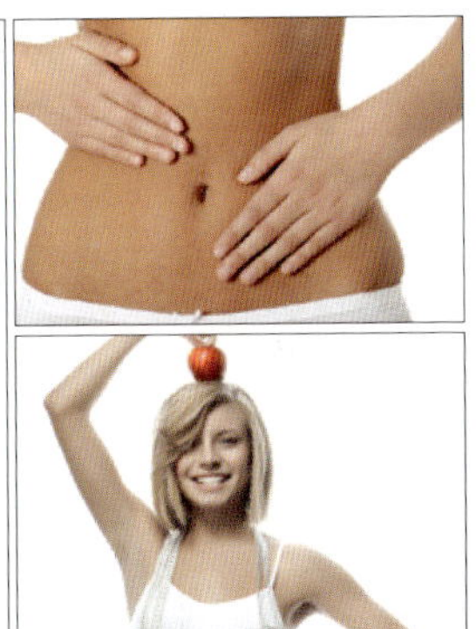

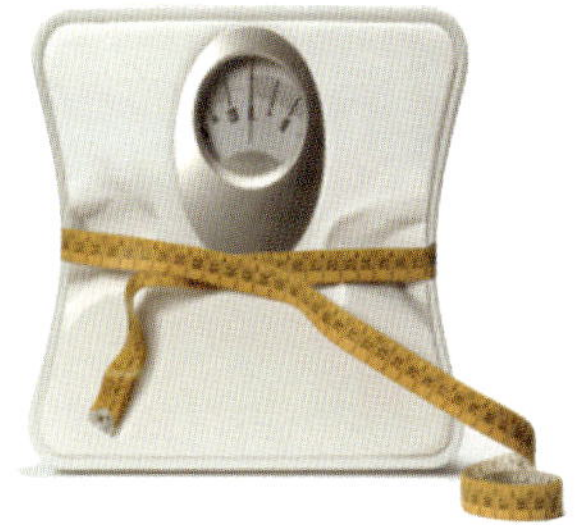

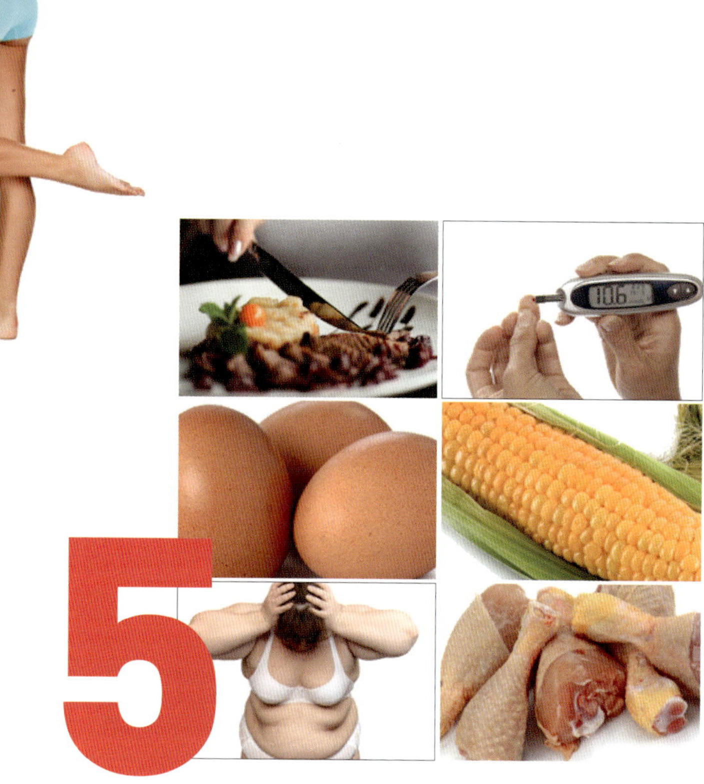

5

요요 없는 당질 다이어트의 비밀

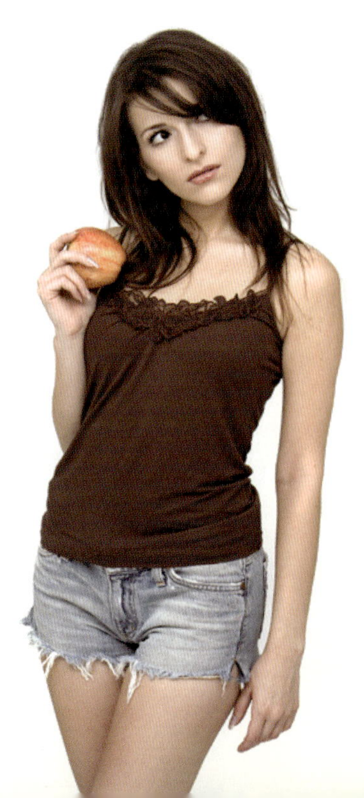

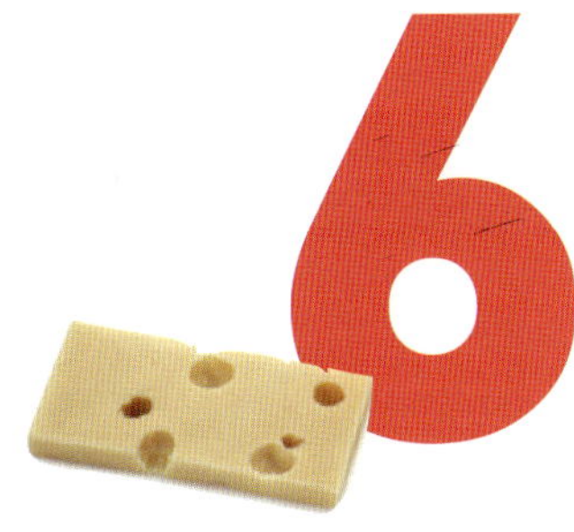

6 당질 다이어트로 건강 체질을 만든다

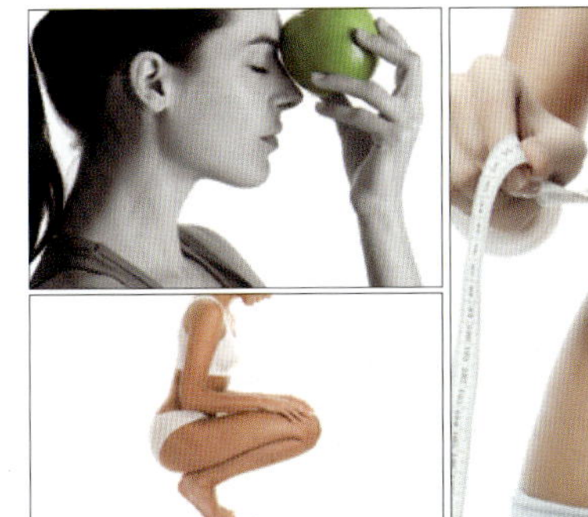

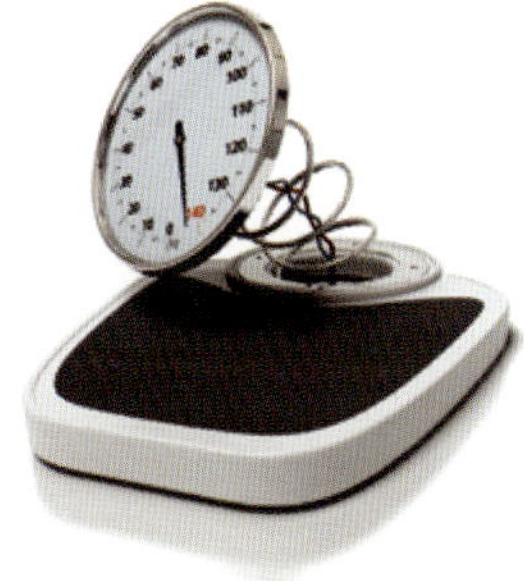

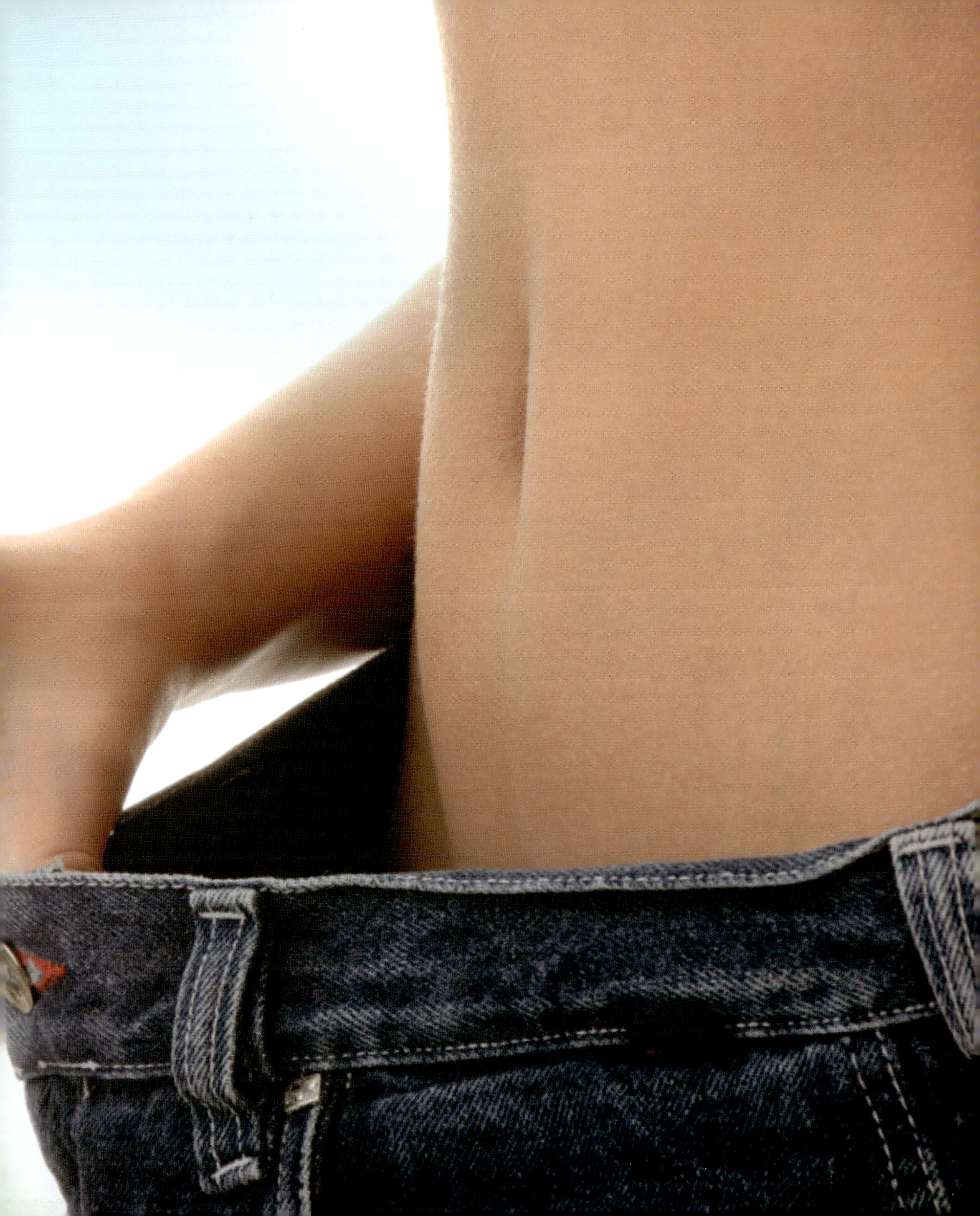

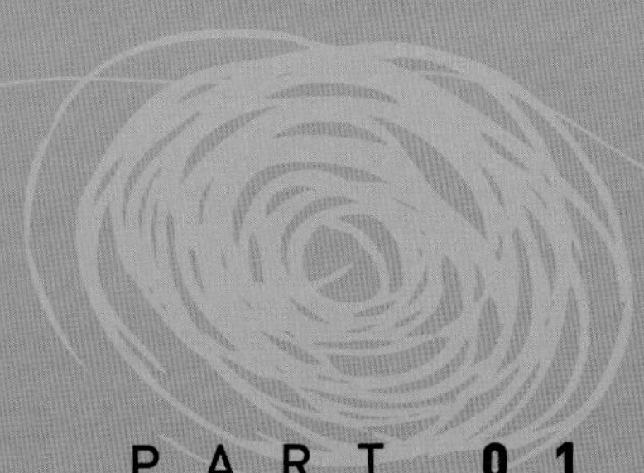

나는 **배불리** 먹고
편하게 살뺀다

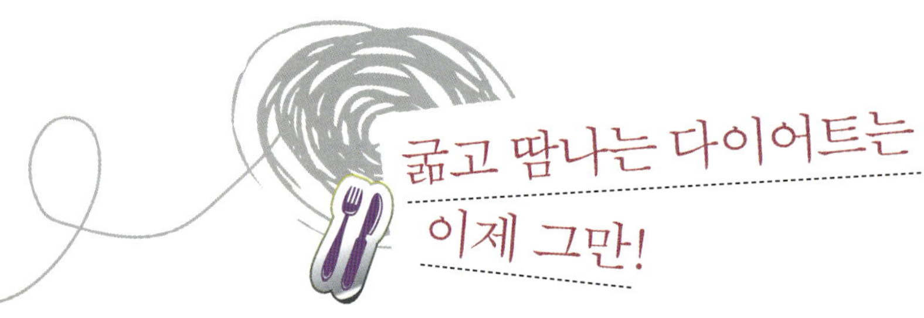

다이어트에는 식사 조절로 칼로리 섭취를 줄이거나, 운동으로 칼로리 소비를 늘리거나 하는 방법밖에 없다는 것이 지금까지의 상식이었다.

그러나 내가 주장하는 '당질제한식'은 식사를 통한 칼로리 제한도, 운동을 통한 칼로리 소비도 필요 없는 전혀 새로운 다이어트법이다. 당질만 피하면 좋아하는 음식을 마음껏 먹어도 된다. 이것이 바로 '당질 다이어트'라는 별명이 붙은 이유다.

먼저 기존에 알려진 다이어트 이론들을 살펴보자.

살이 찌는 이유는 섭취한 칼로리가 소비 칼로리보다 많아 쓰고 남은 에너지가 체지방으로 바뀌어 지방 세포에 축적되기 때문이다. 그러므로 살을 빼려면 소비 칼로리를 섭취 칼로리보다 많게 만들어야 한다. 그래야 부족한 칼로리를 메우기 위해 체지방이 소모되기 때문

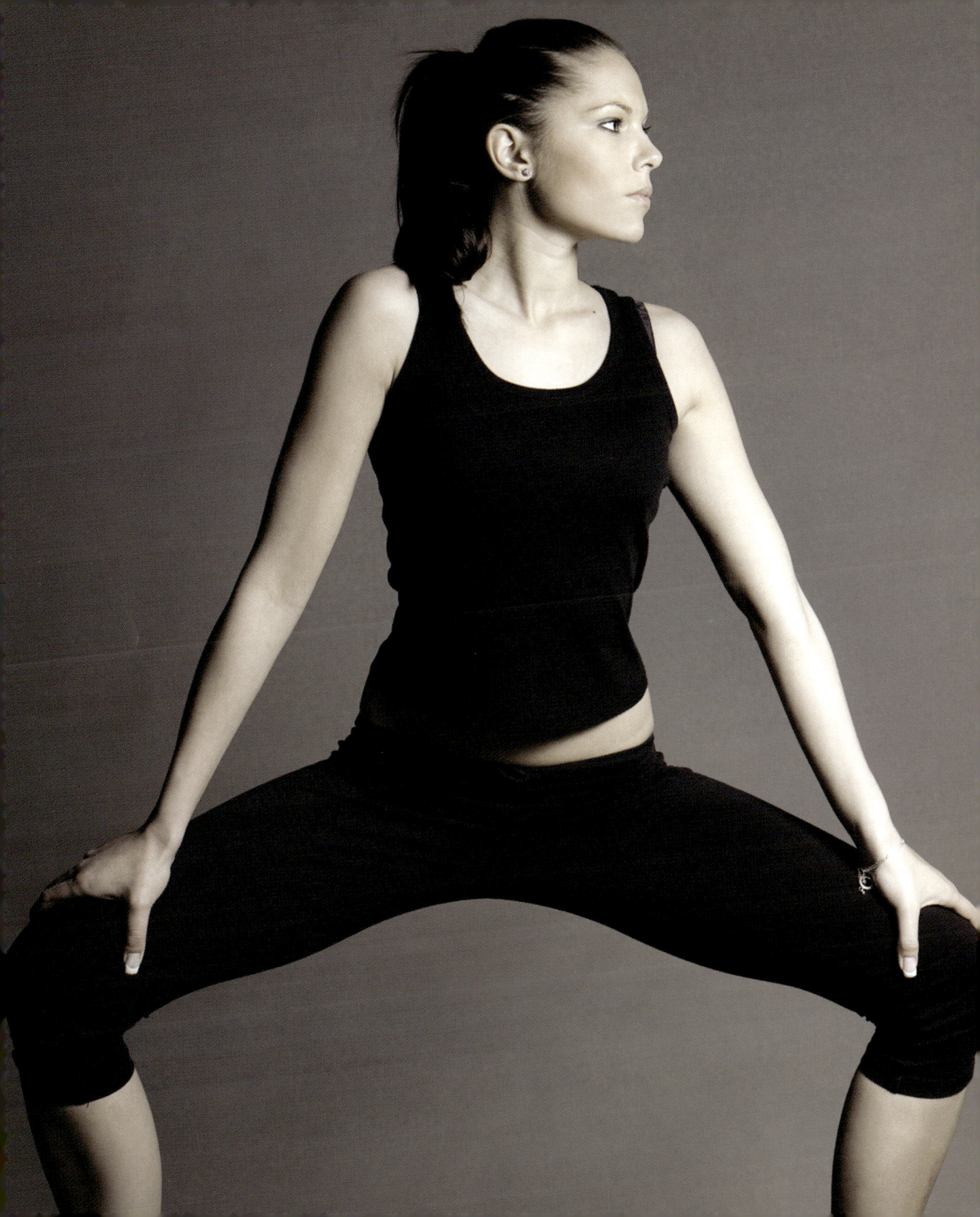

이다.

하지만 보통 살이 찐 사람들은 먹는 것을 좋아한다. 그들에게 식사는 큰 낙이라서 섭취 칼로리를 줄이기란 쉽지 않다. 게다가 번번히 자신이 먹는 음식의 칼로리를 계산하는 것은 무척 번거롭다. 이것은 다이어트를 시도해 본 사람이라면 누구나 공감하는 것으로, 단기간이라면 어떻게든 해 보겠지만 장기간에 걸쳐 계속 칼로리를 계산하고 제한하기란 보통 어려운 일이 아니다. 하물며 요즘은 곳곳에 편의점이나 식당이 널려 있는 시대라 1년 365일, 24시간 내내 마음만 내키면 언제 어디서나 음식을 구할 수 있다. 때문에 의지가 아무리 강한 사람이라도 지속적으로 칼로리를 제한하기가 쉽지 않을 것이다.

소비 칼로리를 늘리기 위해 운동을 하려 해도, 업무와 가사로 바쁜 중에 짬을 내어 몸을 움직이는 습관을 들이기란 말처럼 쉽지 않다. 통계를 보면 정기적으로 운동을 하는 사람은 세 명 중 한 명도 되지 않는다고 한다. 게다가 애써 운동을 했다 치더라도, 생각만큼 체지방이 연소되지 않는 것이 현실이다.

예를 들어 달리기 30분으로 소비되는 열량은 고작 300kcal 전후인데, 이는 샌드위치 한 개 또는 김밥 한 줄에 해당한다. 걷기 운동이라면 그

절반인 150㎉ 정도로 고작 김밥 몇 개의 분량이다. 빨리 먹는 사람이라면 샌드위치나 김밥은 1분 안에 먹어치울 수 있다. 30분의 운동이 겨우 1분 만에 도로아미타불이라니, 참으로 허탈하지 않은가.

이렇듯 칼로리 조절 위주였던 이전의 다이어트법으로 살을 빼기란 상당히 어렵다는 말이다.

그러나 당질을 제한할 때는 칼로리를 생각하지 않아도 된다. 식사량을 줄이거나 힘든 운동을 무리하게 하지 않아도 체중과 체지방이 확실히 줄어들기 때문이다. 게다가 즉효성이 높아서, 개인차는 있지만 사람들 대부분이 첫 주에 2~3㎏ 감량에 성공한다.

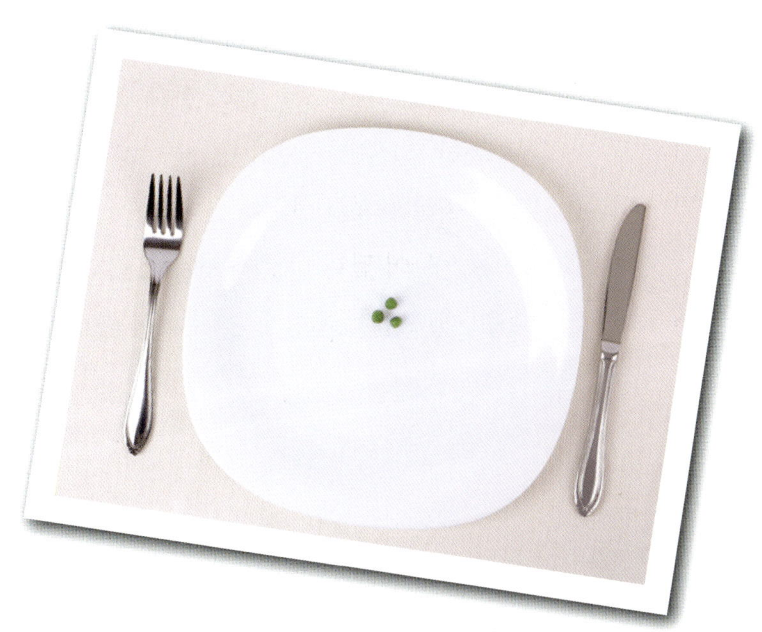

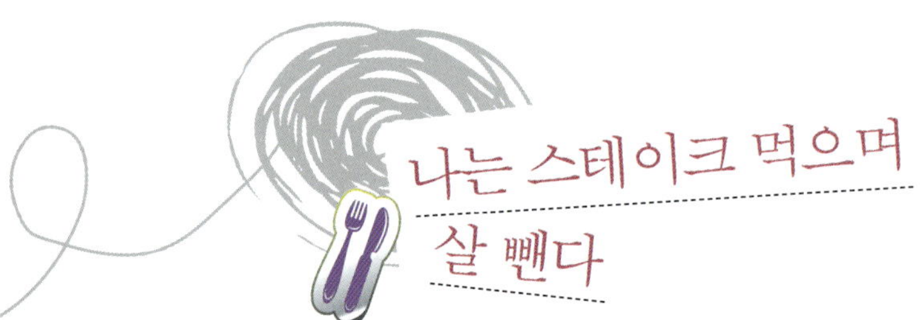

당질 제한 식사에서 줄여야 할 '당질'이란 과연 무엇일까? 먼저 그 개념을 명확히 짚고 넘어가자.

식사의 3대 영양소는 지방, 단백질, 탄수화물이며, 당질은 그중 탄수화물에 포함된다. 정확히 말하면 '당질+식이섬유=탄수화물'이다.

당질은 주식인 밥, 빵, 면류와 감자나 고구마에 포함된 전분, 과일과 달콤한 디저트 등에 포함된 과당, 포도당, 설탕의 주요 성분이다. 참고로 '당질=단 음식'으로 오해하는 사람도 많지만 전분처럼 전혀 달지 않은 당질도 있으니 조심해야 한다. 탄수화물의 일종인 식이섬유는 신체 내 소화 효소로는 소화시키기 어려운 것으로, 음식 속 섬유질이다. 이것은 먹어도 흡수되지 않으므로 거의 열량으로 전환되지 않는다.

즉, 열량으로 전환되는 것은 앞에서 말한 3대 영양소(지방, 단백질, 탄수화물)뿐이므로 보통 식품의 영양 성분 표시에는 3대 영양소의 함유량이 기재된다. 그러나 식품에 따라서는 당질과 식이섬유를 합해 탄수화물로 표시하기도 하므로 잘 살펴보기 바란다.

당질 제한 식사의 규칙은 매우 간단하다. 이 책 뒷부분에 실린 식품별 당질 함유량을 참고하여 식사에서 당질이 포함된 식품을 철저히 빼기만 하면 된다. 번거로운 열량 계산도 필요 없다. 열량 따위는 잊고 배부르게 식사를 즐겨도 된다는 말이다.

그럼 당질 제한 식사의 방법을 구체적으로 알아보자.

먼저 밥, 빵, 면류와 같은 음식은 그야말로 당질 덩어리이므로 당질 제한 식사에서 철저히 배제해야 한다. 하지만 육류나 어패류를 이용한 음식은 당질을 많이 포함한 메뉴만 아니면 자유롭게 먹어도 된다.

사실 기존의 다이어트 방식에서는 스테이크나 햄버그 같은 고기 요리, 굴튀김이나 새우튀김 같은 튀김 요리는 지방이 많고 열량이 높다는 이유로 피해야 할 식품으로 손꼽혔다. 그러나 당질 제한 식사에서는 고기 요리나 튀김 역시 당질이 많지 않다면 먹어도 무방하다.(단, 나중에 자세히

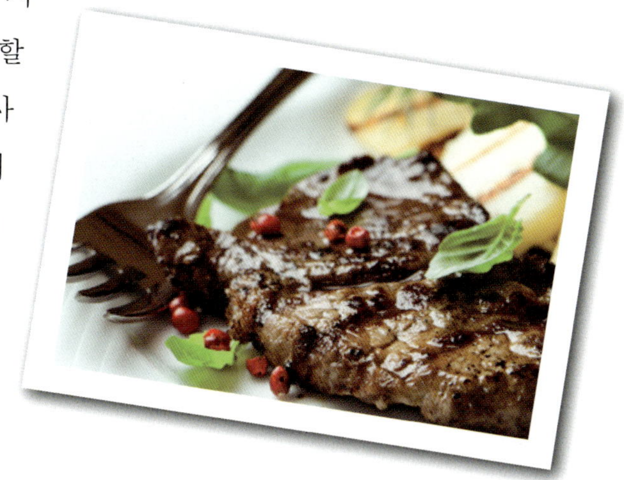

설명하겠지만 햄버그 소스, 튀김옷에는 당질이 들어 있으므로 약간의 주의가 필요하다.) 그 외에 달걀, 낫토, 두부 같은 대두식품과 치즈, 버터도 당질이 적으므로 마음껏 먹어도 된다.

그리고 채소, 해조류, 버섯류 등을 이용한 가벼운 음식들은 당질이 적으므로 어느 정도는 먹어도 좋다. 그러나 감자, 고구마 종류는 주식만큼이나 당질이 많으므로 피해야 한다.

또한 채소 샐러드에는 마요네즈를 써도 무방하다. 아직도 칼로리 신화를 신봉하는 다이어트 책들을 보면 '채소 샐러드에는 소금이나 레몬만, 고열량의 마요네즈는 절대 사용 금지'라고 강조하는 경우가 많다. 하지만 당질이 없는 마요네즈는 당질 제한 식사에 아무 문제가 되지 않는다.

지금까지의 칼로리 제한 식사에서 힘들게 배고픔을 참아야 했다면, 당질 제한 식사에서는 육류와 생선, 두부 등의 대두식품과 치즈와 버터 같은 유제품, 그리고 채소와 해조류, 버섯류 등으로 배를 채워 포만감을 느낄 수 있다. 단, 식후의 달콤한 디저트에는 설탕이 듬뿍 들어 있으므로 절대 금지다. 과일도 당질이 많으므로 많이 먹지 않는 것이 좋다.

음료 역시 마찬가지다. 우유에는 당질인 유당이 풍부하고 과일 주스에도 과당과 설탕이 많으므로 좋지 않다. 또 '채소 주스=건강음료'라고 생각하는 사람이 많은데, 과즙이 첨가되어 당질 함유량이 높은 채소 주스도 많으니 잘 살펴보기 바란다.

음료로는 당질이 전혀 없는 물이나 녹차가 바람직하다. 커피나 홍차는 설탕을 넣지 않은 블랙 또는 스트레이트로만 마신다. 두유 외에 다른 성분이 전혀 첨가되지 않은 성분 무조정 두유 역시 당질이 적기 때문에 추천하는 음료 중 하나다.

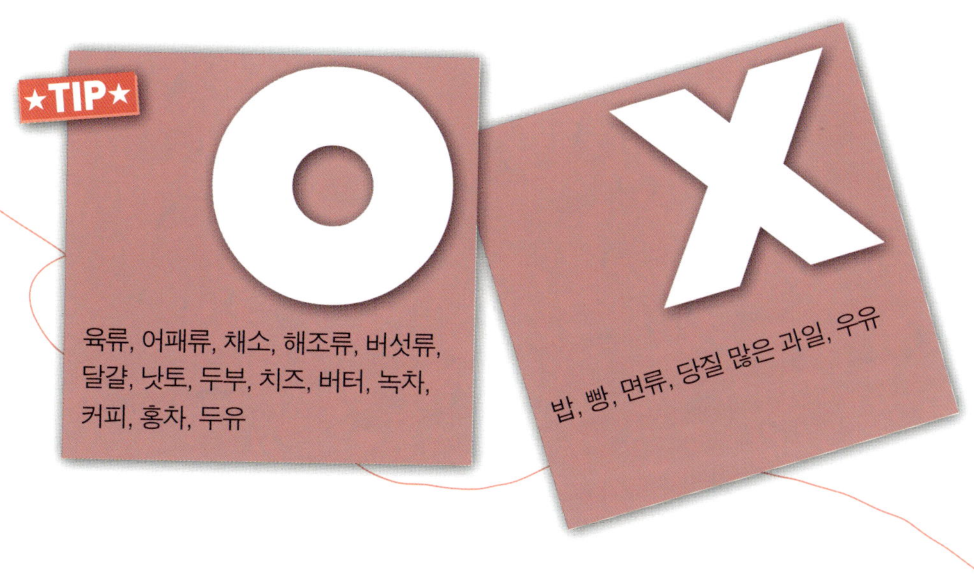

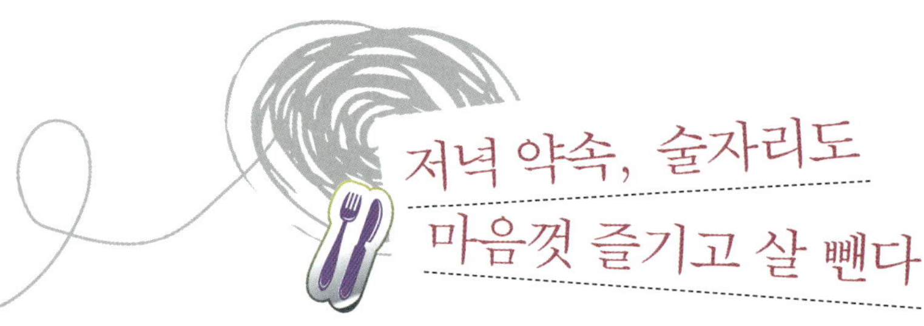

저녁 약속, 술자리도 마음껏 즐기고 살 뺀다

소주나 위스키는 마셔도 OK

다이어트에서 피해야 할 음식으로 손꼽히는 1순위가 술이다. 하지만 사회생활을 하는데 회식이나 저녁 약속이 없을 수는 없다. 그래서 다이어트 중에는 저녁 약속을 일체 잡지 않거나 거짓말로 자리를 피하는 경우가 많다. 피할 수 없는 약속이 잡혀 있는 날에는 저녁의 칼로리 섭취에 대비할 요량으로 아침, 점심을 굶으며 물로 배를 채운 아픈 경험들이 있을 것이다. 하지만 당질제한식은 이런 술자리나 저녁 약속에 거짓말로 빠질 필요도, 굶주린 배를 달래기 위해 물을 마실 필요도 없다는 것이 장점이다.

알코올에는 맥주, 청주, 포도주 같은 '양조주'와 소주, 위스키, 진, 보드카, 브랜디 같은 '증류주'가 있다. 이들 중 당질제한식에서 허용되는

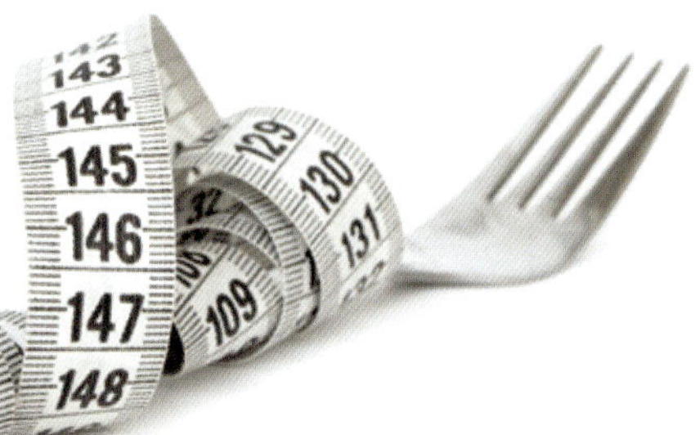

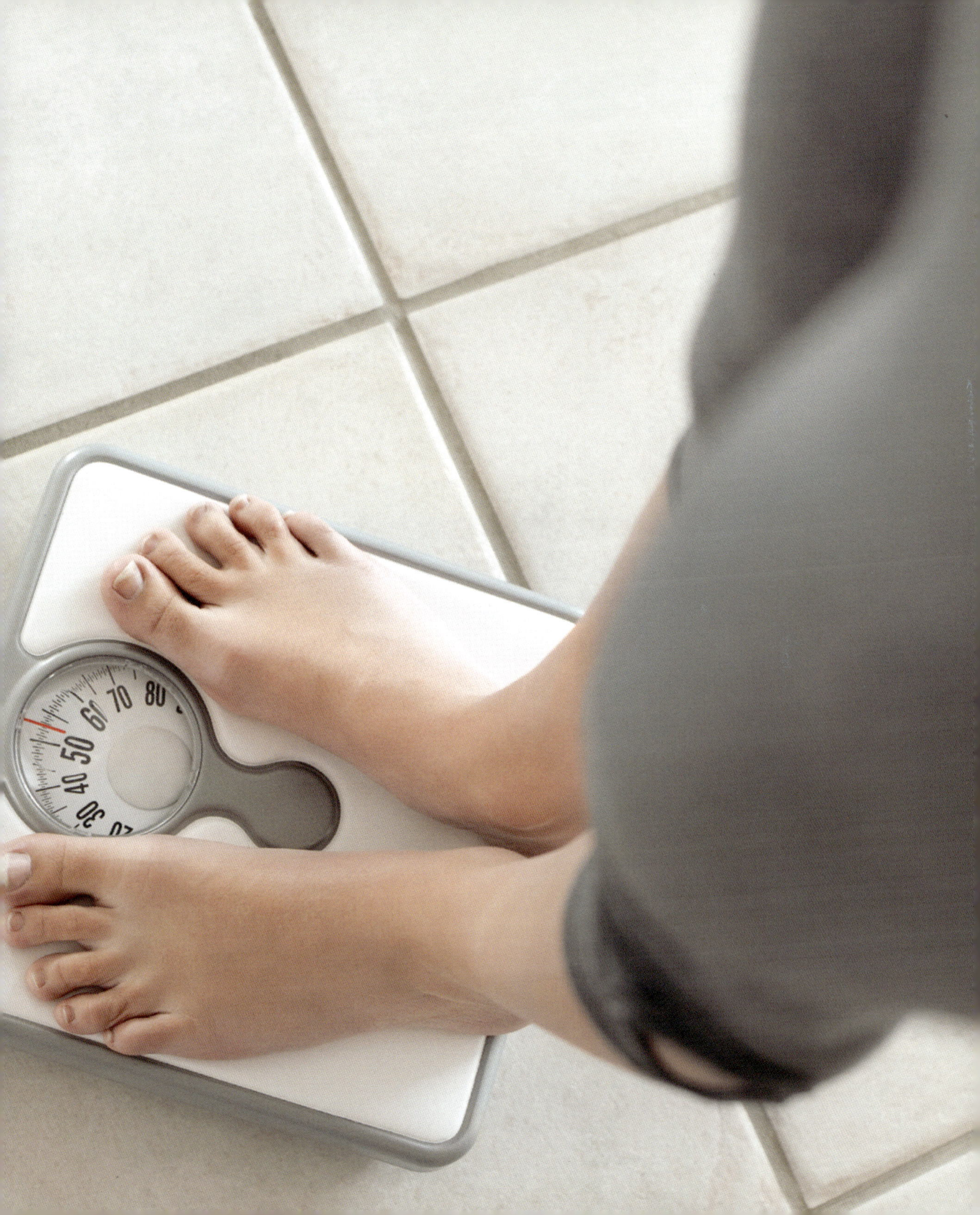

것은 증류주다.

양조주의 원료는 곡물과 과일이다.

맥주는 맥아(엿기름), 청주는 쌀, 포도주는 포도를 효모로 발효시켜 만든 술이기 때문에 알코올 이외에 많은 당질이 포함되어 있다. 예를 들어, 보통 맥주 한 컵(350~500㎖)에는 10g 이상, 사케 한 잔(180㎖)에는 8g 이상의 당질이 들어 있다.

그러나 증류주에는 기본적으로 당질이 없다. 물론 과음은 피해야겠지만 적당량을 즐긴다면 아무 문제가 없다.

다만, 마셔도 되는 양조주와 금해야 할 증류주도 있다.

당질이 없는 '당질 제로' 발포주는 마셔도 좋다. 당질 제로에 무알코올인 맥주 맛 음료도 좋다. 당질 제로 청주도 등장했는데, 이 역시 괜찮다.

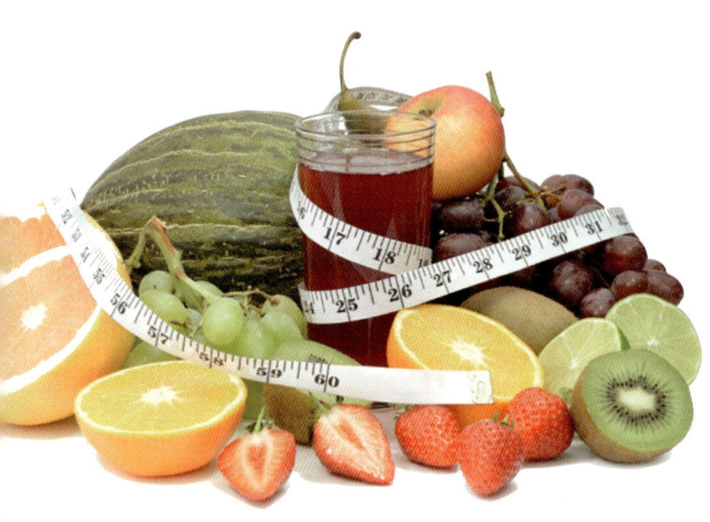

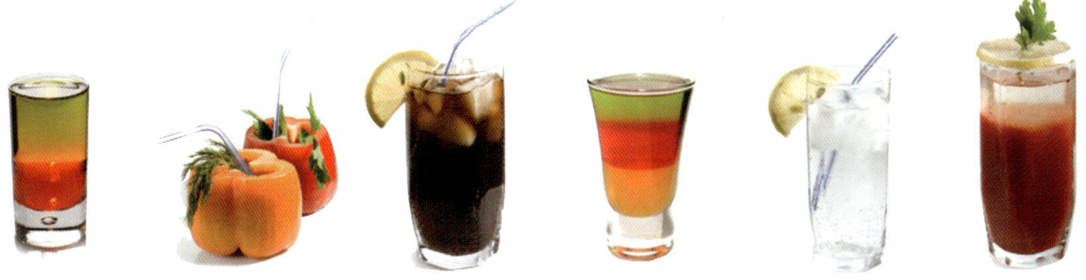

참고로 '당질' 제로가 아니라 '당류' 제로인 음료도 있다. '당질'과 '당류'의 차이에 주목하자. 당질 제로 음료는 이름대로 당질을 포함하지 않는 음료이다. 반면 당류 제로에는 당질이 포함되어 있다. 따라서 당질제한식에서는 '당류' 제로 음료를 피해야 한다.

당질은 단당류(포도당, 과당 등), 이당류(자당, 유당, 맥아당 등), 다당류(전분, 올리고당, 덱스트린), 당알코올(자일리톨, 말티톨 등), 인공감미료로 나뉘는데, 그중 단당류와 이당류를 합해 당류라 한다. 즉, '당류' 제로에는 단당류와 이당류를 제외한 다당류, 당알코올, 인공감미료가 포함되었을 가능성이 있다.

당질 제로와 당류 제로, 한 글자 차이라서 헷갈리겠지만 당질제한식에서는 '당질' 제로 음료만 마시도록 하자.

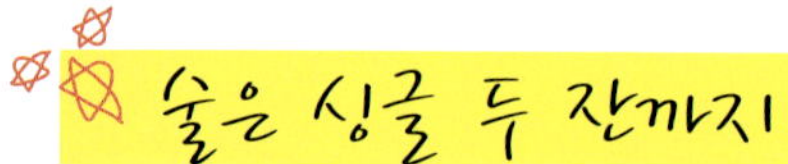

증류주 중 주의해야 할 것이 소주나 보드카 등에 과즙을 섞은 칵테일이다.

과즙에는 당질이 많다. 예를 들어 보드카와 오렌지 주스를 섞은 스크루드라이버라는 칵테일 한 잔(75$m\ell$)에는 당질이 약 20g이나 들어 있다. 그러니 소주를 희석할 때도 물이나 녹차처럼 당질이 전혀 없는 음료를 써야 한다. 위스키나 보드카도 물이나 탄산수로 희석해 마시도록 하자.

술안주로는 단백질과 지방이 풍부하고 당질이 적은 치즈나 나초 등을 먹는 것이 좋다. 치즈 등에 곁들여지는 건포도나 건살구 같은 말린 과일은 당질이 많으므로 피하도록 한다.

술은 싱글 두 잔까지

생활 습관에 큰 변화를 필요로 하는 다이어트법은 오랫동안 지속하기가 어렵다. 식생활은 특히 바꾸기가 어려운데, 식생활에 큰 변화를 요구하는 식이요법의 성공 가능성이 낮은 것도 그 때문이다. 당뇨병

치료든 다이어트든, 기껏 2~3일 동안 당질을 제한해서는 아무 소용이
없고 식습관을 완전히 바꾸어 당질제한식을 지속해야만 눈에 보이는
성과를 얻을 수 있다.

우리 식탁에서 주식을 빼기만 해도 식습관은 크게 달라지지만, 지금
까지의 당뇨병 식이요법이나 다이어트
에서는 음주까지 금하는 것이 보통이
었다.

술을 마시지 않는 사람은 그렇다
치더라도, 반주 습관이 몸에 밴 사람
에게 금주는 실로 높은 벽이다. 실
제로 당뇨병 식이요법에서는 금주
를 달성하지 못해 좌절하는 사람
이 많다.

당질제한식에서는 증류주 위
주로 술을 마셔도 되므로, 이 점
에서는 기존의 다이어트법보
다 지속하기가 쉬운 편이다.

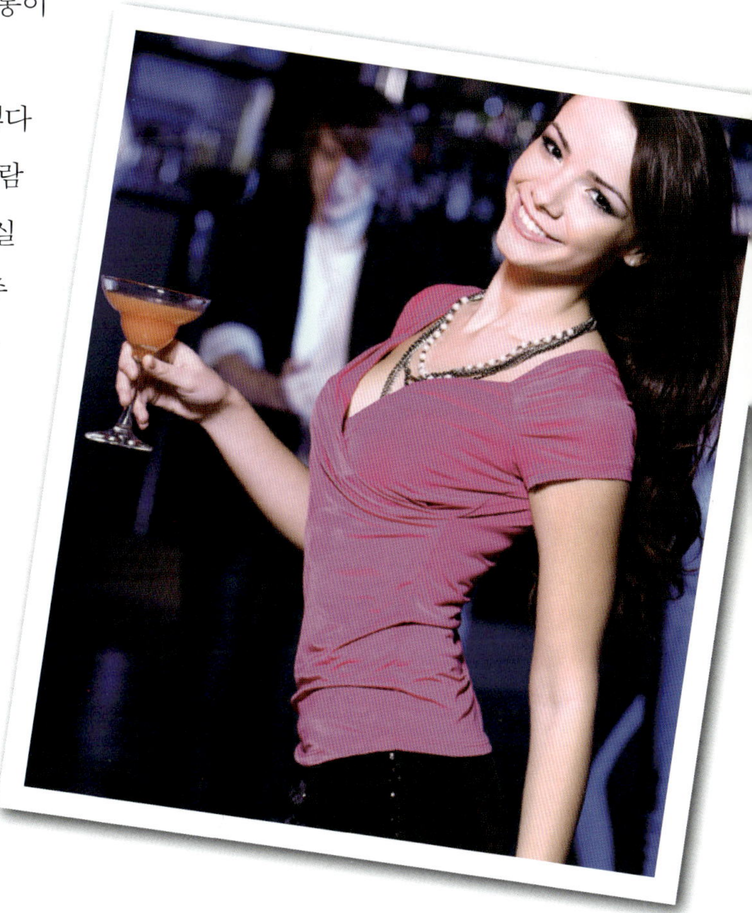

나 역시 애주가로, 당질제한식을 시작한 뒤로도 술을 계속 마시고 있
다. 맥주나 청주로 반주를 즐기던 사람은 당질이 없는 소주나 위스키
로 바꾸기만 하면 술을 끊지 않아도 된다.

　그렇지만 얼마든지 마셔도 된다는 말은 아니다. 과음은 간을 비롯
한 여러 장기에 부담을 주기 때문이다. 이와 관련하여 후생노동성(우
리나라의 보건복지부와 노동부에 해당하는 일본 관청)은 순 알코올 환산 기
준으로 하루 20g까지를 적정량으로 제시한다. 참고로 미국에서는
24g까지다.

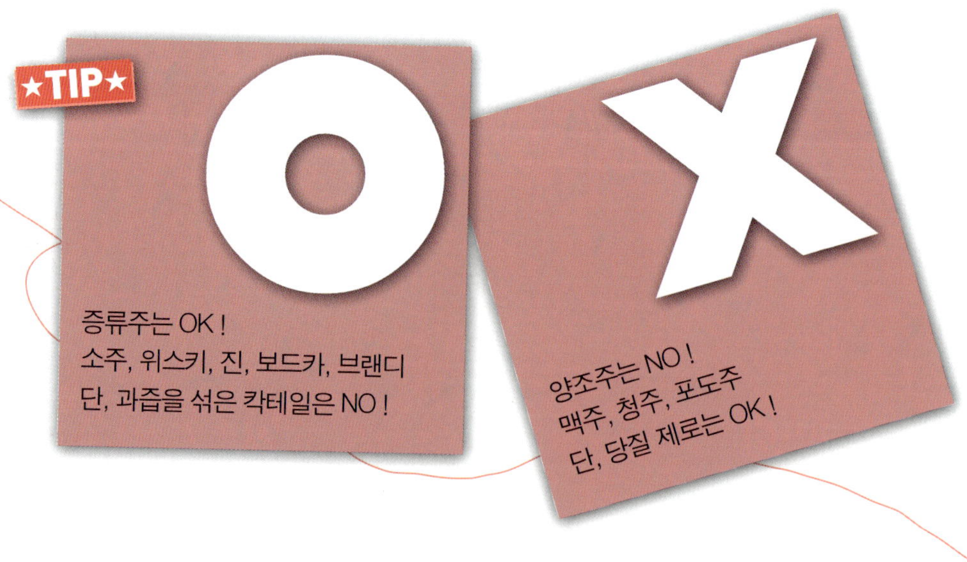

소주나 위스키라면 싱글 잔(30㎖)으로 두 잔까지 마셔도 좋다. 양조
주라도 당질이 적은 드라이한 적포도주라면 두 잔(125㎖×2), 당질 제로
발포주라면 350㎖짜리 캔 두 개까지 마실 수 있다.

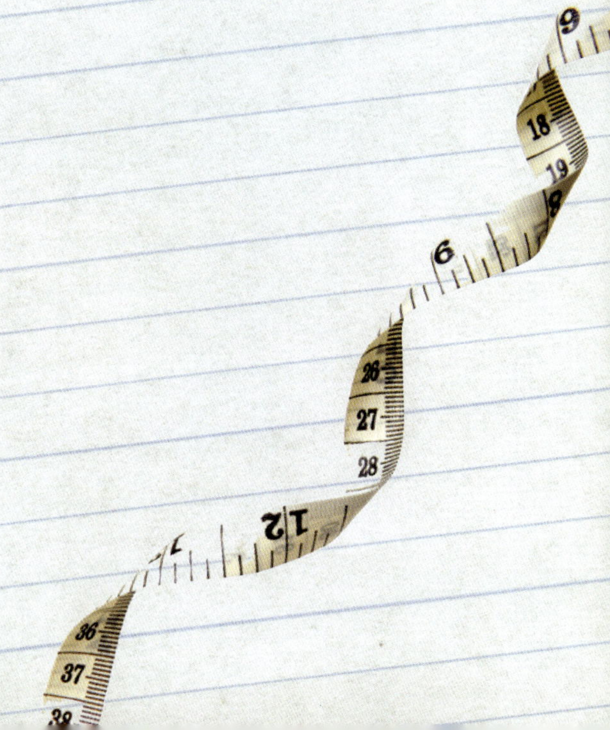

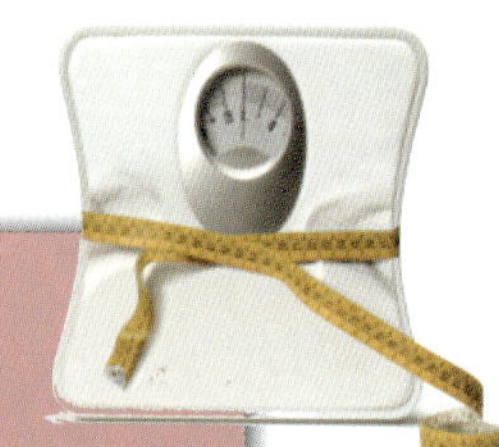

당질제한식 십계명

앞에서 설명한 당질제한식의 기본 규칙은 다음의 십계명으로 정리할 수 있다.

① 어패류, 육류, 대두식품(청국장, 두부), 치즈 등 양질의 단백질과 지질이 주성분인 식품은 마음껏 먹어도 좋다.

② 당질을 삼가라. 특히 흰 빵, 백미, 면류, 과자, 백설탕처럼 정제된 탄수화물은 절대 금지다.

③ 어쩔 수 없이 주식을 먹어야 할 때는 현미나 잡곡, 통밀로 만든 빵 등 미정제 곡물을 소량만 섭취한다.

④ 음료로는 우유, 과일 주스를 피한다. 성분 무조정 두유, 칼로리가 없는 미네랄 워터, 엽차, 보리차 등을 마신다.

⑤ 당질 함유량이 적은 채소, 해조류, 버섯류는 적당량을 먹는다. 과일 섭취는 소량으로 제한한다.

⑥ 올리브유, 생선기름(EPA, DHA)은 적극적으로 섭취한다. 리놀레산이 많은 홍화유, 참기름 등은 줄인다.

⑦ 마요네즈나 버터는 먹어도 좋다. 단, 마요네즈는 당질이 없는 것으로 고른다.

⑧ 술 중 증류주(소주, 위스키, 브랜디 등)는 마셔도 좋다. 양조주(맥주, 청주, 백포도주 등)는 삼간다.

⑨ 간식이나 술안주로는 치즈나 나초를 적당량 먹는다. 과자류나 말린 과일은 피한다.

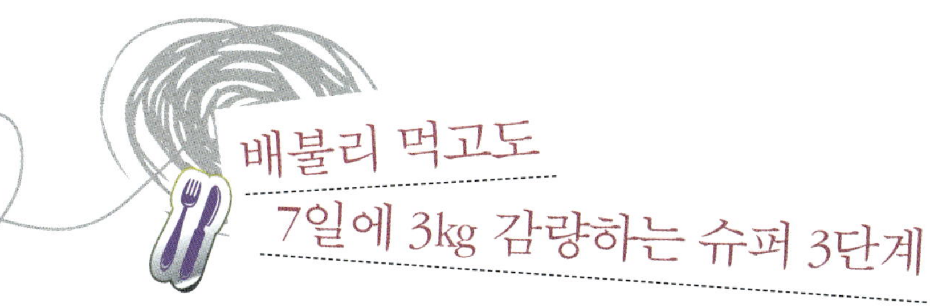

배불리 먹고도
7일에 3kg 감량하는 슈퍼 3단계

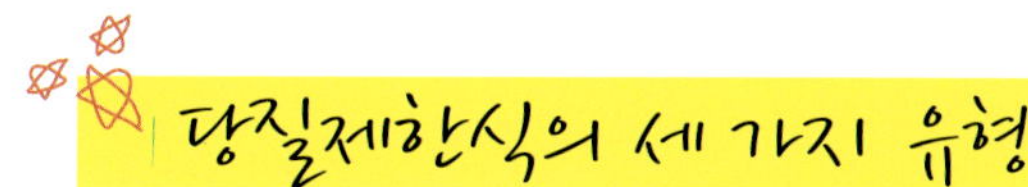

당질제한식의 세 가지 유형

당질제한식에는 '슈퍼 당질제한식', '스탠더드 당질제한식', '쁘띠 당질제한식'의 세 가지 유형이 있다. 각각의 내용을 차례차례 살펴보자.

먼저 슈퍼 당질제한식을 살펴보자.

다이어트 효과가 가장 높은 방법으로, 나 역시 이 방법을 실천하고 있다. 슈퍼 당질제한식에서는 하루 세 끼, 즉 아침, 점심, 저녁 전부 당질을 제한한다. 구체적으로는 주식을 없애고 당질이 많은 감자류나 과자 등을 피한다.

앞에서 언급했듯, 당질제한식은 원래 당뇨병 치료를 위해 개발된 요법이다. 그중에서도 슈퍼 당질제한식은 혈당치 제어가 필요한 당뇨병 환자들에게 가장 효과적인 방법이다.

세 가지 유형 중 가장 실천하기 어려운 방법이지만, 치료 목적이 아닌 다이어트를 할 경우에도 처음에는 슈퍼 당질제한식부터 시작하는 것이 좋다.

뚱뚱한 사람은 몸에 쌓인 체지방의 소비 회로가 엉켜서 지방을 에너지원으로 쓰기 어려운 체질로 변해 있다. 체지방이 원활하게 쓰이는 체질로 바꾸려면 슈퍼 당질제한식이 가장 알맞다.

성인이 하루에 섭취해야 할 칼로리는 2,000kcal 전후지만, 당뇨병 식이요법에서는 하루 총 섭취 칼로리가 1,600~1,800kcal 전후다. 이 경우, 하루 총 섭취 칼로리는 지질 56%, 단백질 32%, 당질 12%로 구성된다. 참고로 채소에도 소량의 당질이 들어 있으므로 슈퍼 당질제한식이라해도 총 섭취 칼로리의 12% 정도는 당질로 섭취하게 된다.

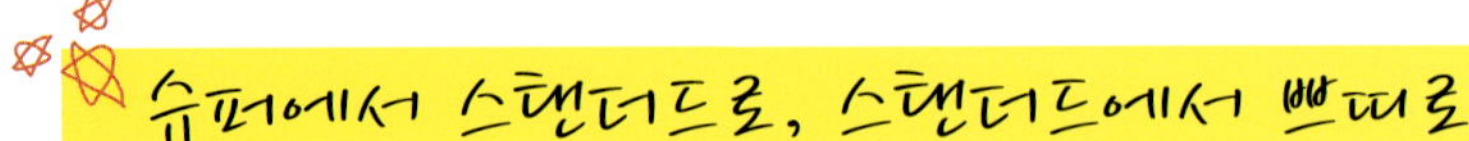

스탠더드 당질제한식에 대해 알아보자.

스탠더드 당질제한식은 하루 세 끼 중 한 끼만 주식을 먹고, 나머지

두 끼는 당질을 제한하는 방법이다. 주식은 아침이나 점심 중 한 번만 먹는다. 저녁에는 주식을 먹지 말아야 한다.

저녁 식사 후 집에서 TV를 보거나 책을 읽으면서 쉴 때는 에너지가 거의 쓰이지 않는다. 수면 중에는 에너지 소비가 더욱 줄어들어, 체내에서 가장 많이 당질을 소비하는 뇌마저 휴식한다. 그렇다 보니 잠을 자는 동안에는 에너지가 소비되지 않아 주식으로 섭취한 당질이 체내에 남기 쉽다.

아침이나 점심을 먹은 후에는 몸과 뇌가 에너지를 사용하므로 섭취한 당질도 어느 정도 소비된다. 또 아침 식사는 집에서 해결하는 경우가 많으므로 당질 제한도 어렵지 않다. 하지만 밖에서 일을 하다 보면 동료와 함께 밖으로 나가 점심 식사를 할 때가 많다. 이처럼 외식을 할

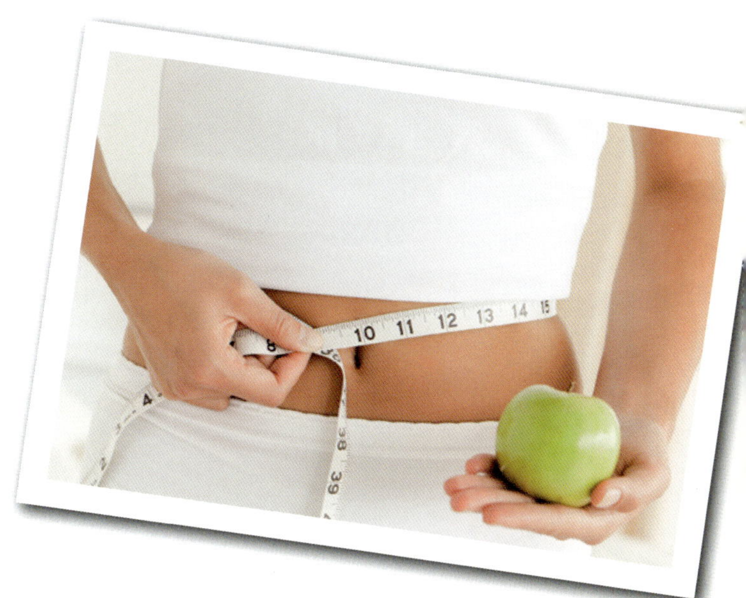

때는 당질을 제한하기가 어려우므로 직장인의 경우 점심 식사에 주식을 섭취하는 사람이 더 많을지도 모르겠다.

하지만 이때도 당질 제한 십계명의 ②번은 지켜야 한다. 주식 중에서도 흰 빵, 백미, 면류와 같이 정제된 당질은 절대 먹어선 안 된다. 정제된 당질은 식이섬유가 적어서 체내에 빨리 흡수되기 때문에 체지방으로 변하기 쉽다. 그 대신 식이섬유가 많은 현미나 잡곡, 통밀 빵처럼 정제되지 않은 곡물을 적당히 섭취하는 것이 좋다.

마지막은 쁘띠 당질제한식으로, 하루 중 한 끼만 주식 등의 당질을 제한하는 가장 쉬운 방법이다.

당질 제한은 스탠더드와 똑같은 이유에서 저녁 식사 때 하는 것이 가장 좋다. 나머지 두 끼 역시 흰 빵, 백미, 면류를 피하고 현미나 통밀로 만든 빵 등 미정제 곡물을 적당량 먹는다.

쁘띠 당질제한식은 당뇨병 환자를 치료하는 데 그 효과가 그다지 높지 않다. 하루에 두 끼나 다량의 당질을 섭취하면, 하루 세 번 있는 식후 시간 중 두 번은 고혈당 상태가 지속되기 때문이다.

쁘띠 당질제한식은 다이어트 효과도 한정적이다.

그러므로 슈퍼 당질제한식을 실천해 목표 체중을 달성하여 체지방이 잘 연소되는 체질과 체중을 확보한 후, 그 상태를 유지하기 위해 스탠더드 당질제한식이나 쁘띠 당질제한식을 실천하는 것이 바람직하다.

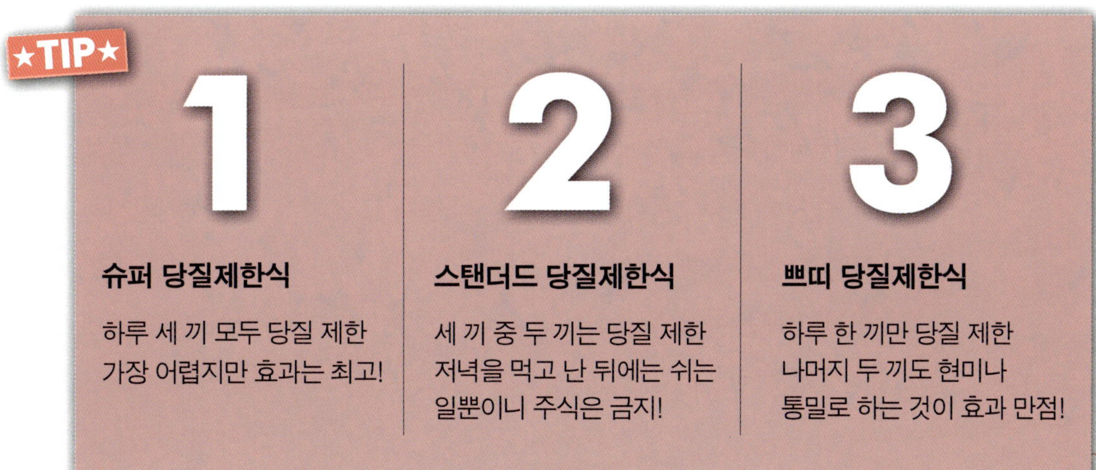

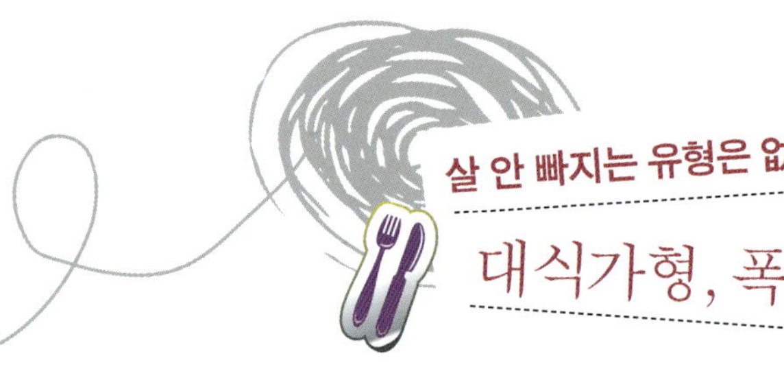

대식가형, 폭식형 바로잡기

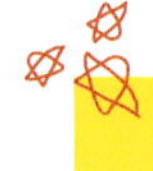

과도한 칼로리를 정상 수준으로

유난히 많이 먹는 사람은 칼로리 제한을 병행한다.

슈퍼 당질제한식을 실천하면, 80~90%의 경우 배불리 먹고도 한 주 안에 2~3kg의 체중이 빠진다. 하지만 나머지 10~20%는 체중이 생각만큼 줄지 않는다. 여기에 해당하는 사람들은 자기가 살이 안 빠지는 유형이라고 생각해서 중도에 쉽게 포기하는 경우가 많다. 이럴 때는 자신의 유형을 잘 살펴본 뒤, 그에 맞는 바른 식습관을 잡는 것이 중요하다.

이처럼 당질제한식을 하면서도 칼로리를 제한해야 하는 사람에는 두 가지 유형이 있다. 기본적으로 먹는 것을 좋아해서 전체적으로 먹는 양이 많은 대식가형과 스트레스 등의 외부적인 요인을 먹는 것으로 푸는 폭식형이다. 스테이크를 단숨에 400g씩 먹어치우거나, 패밀리 사이즈의 요구르트를 한입에 후루룩 마셔버리는 유형이다.

이들은 하루에 3,000kcal 가까이 먹는데, 이는 성인이 하루에 섭취해야 할 칼로리보다 1,000kcal가량이나 많은 양이다. 이 경우에 아무리 당질을 제한해도 초과한 1,000kcal 만큼은 군살로 변한다.

내 경험에 비추어 보면, 이런 대식가 중 태반이 자신이 과식한다는 자각이 없다. 게다가 온 가족이 똑같은 대식가라면, 그것이 자연스러운 식생활이라고 생각하기도 한다.

이런 사람들은 하루 세 끼 모두 당질을 제한하고 상식적인 범위 내에서 칼로리를 섭취해야 한다. 그리고 자신의 먹는 양을 조절하여 잉여 칼로리를 없애는 것이 중요하다.

스트레스를 받거나 기분이 나쁠 때 먹는 것으로 기분을 전환하는 습관을 가진 사람들은 폭식을 한 후에 다음 끼니를 굶으며 초과된 칼로리를 줄여 보려는 초라한 반성을 한다. 이런 유형은 반복되는 불규칙한 식사를 하면서, 얼마 먹지 않는데도 체중이 계속 는다고 푸념을 하게 마련이다.

스테이크를 먹는 것은 괜찮지만 150~200g 정도의 일반적인 사이즈로 만족하자. 또한 스트레스를 받거나 기분이 우울할 때는 산책을 하거나 당질이 없는 차 등을 마시며 음식으로 기분을 바꾸려는 생각을 버려야 한다. 이런 과정은 과도했던 칼로리를 정상 수준으로 되돌리는 것이니 칼로리 제한이 아니라 칼로리 정상화라고 불러야 할 것이다.

이처럼 대식가인 사람의 경우 남성은 하루에 1,600~2,000kcal, 여성은 1,200~1,600kcal를 섭취하는 것을 목표로 하자.

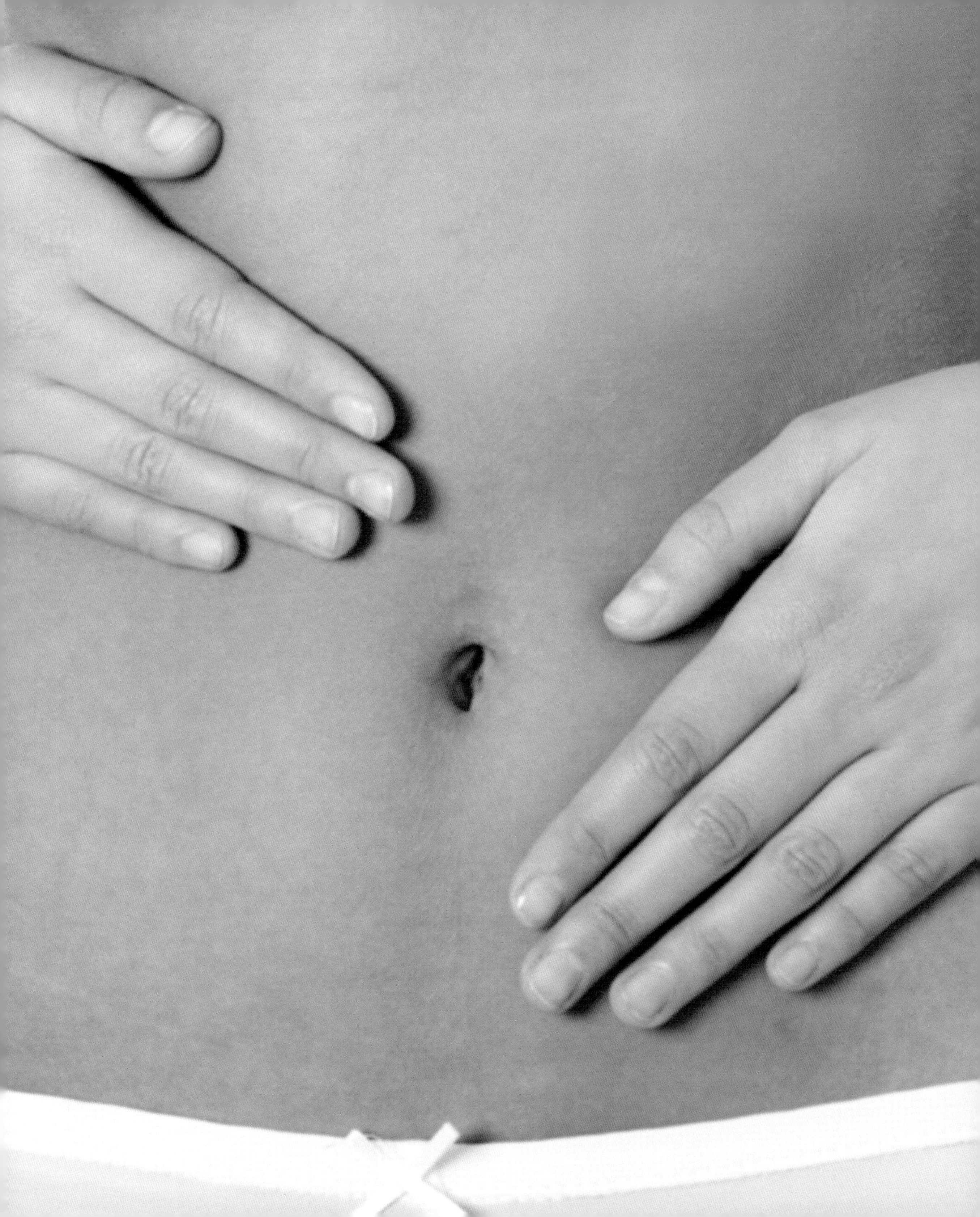

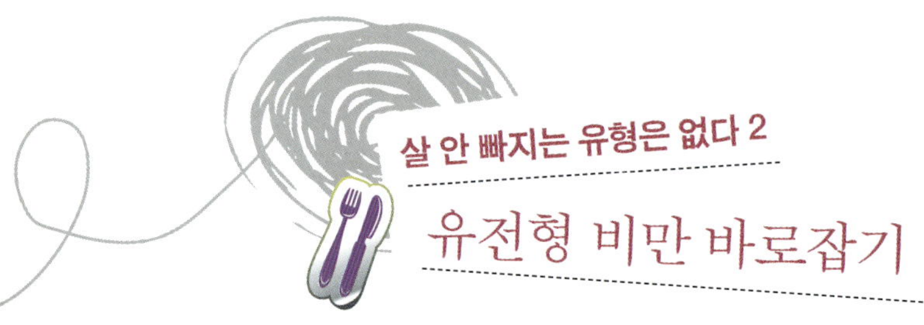

유전형 비만 바로잡기

==유전적으로 에너지를 비축하는 경향이 있는 사람도 가벼운 칼로리 제한이 필요하다==

칼로리 제한이 필요한 또 다른 유형은 '에너지 절약 유전자'의 소유자다.

에너지 절약 유전자란, 소비 칼로리를 억제하여 체지방을 축적하게 하는 유전자다. 이 유전자를 가진 사람의 하루 기초대사량은 그렇지 않은 사람보다 200~300kcal나 적다.

우리 몸은 아무 일도 하지 않고 깊이 잠자고 있을 때조차 에너지를 소모하는데, 이처럼 기초적으로 소비되는 에너지 대사량을 기초대사량이라 한다. 이 기초대사량이 하루에 소비되는 칼로리 총량의 70%를 차지하므로 기초대사량이 적으면 소비 칼로리도 적어서 살이 잘 빠지지 않는다.

소비 칼로리가 적으면 다른 사람과 똑같은 양을 먹어도 살이 찌기 쉽다. 그래서 에너지 절약 유전자에는 '비만 유전자'라는 달갑지 않은 별명이 붙어 있기도 하다.

인류는 아프리카 대륙에서 탄생한 이래, 줄곧 굶주림의 위협과 싸워 왔다. 그 결과 소비 칼로리를 줄여서 남은 칼로리를 체지방으로 축적하게 되었다. 이 체지방이 만일을 위한 에너지 비축 탱크의 역할을 했기 때문에 식량이 떨어졌을 때에도 인류는 굶어 죽지 않을 수 있었다.

이처럼 원래는 유용했던 절약 유전자가 포식의 시대가 되자 비만 요소로 전락했다.

절약 유전자를 지닌 사람은 그렇지 않은 사람보다 200~300kcal쯤 더 칼로리를 제한해야 한다.

전에 우리 병원에 이런 유형의 여성 당뇨병 환자가 입원한 적이 있다. 그 환자의 신장은 150cm, 체중은 대략 90kg이었다. 그래서 총 섭취 칼로리를 1,200kcal로 제한하고 하루 세 끼 당질을 금지하는 슈퍼 당질 제한식을 개시했는데도 한 달에 2~3kg밖에 빠지지 않았다.

그래서 하루 총 섭취 칼로리를 200kcal 더 줄여서 1,000kcal로 조정했더니 그때부터 순조롭게 살이 빠지기 시작했다.

300kcal을 줄인다고 해도 한 끼에 100kcal씩 줄어들 뿐이다. 식물성 기름의 경우 1큰술에 110kcal나 되므로 기름을 좀 적게 쓰는 것만으로도 충분하다.

당질제한식을 한 주만 해 보면 절약 유전자가 있는지 없는지 쉽게 알 수 있다. 살이 안 빠진다고 포기하지 말고 자신의 유형을 잘 살피기만 해도 다이어트에 성공할 수 있다.

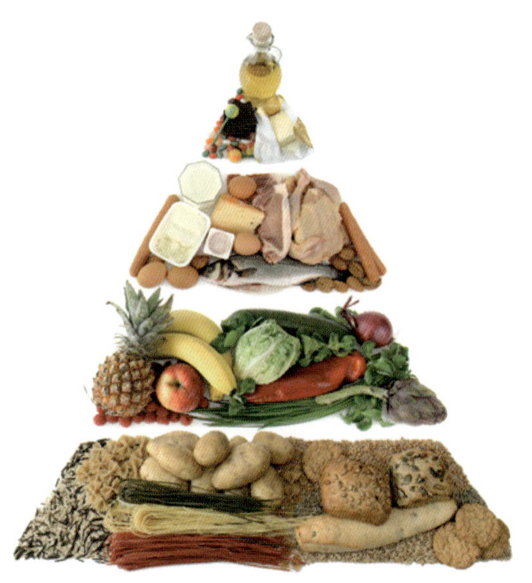

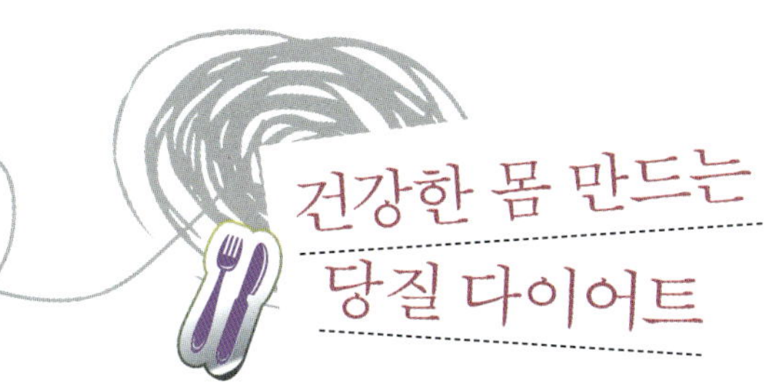

건강한 몸 만드는
당질 다이어트

세계가 인정한 당질제한식의 효과

당질제한식은 세계적으로도 그 효과를 인정받고 있다.

서구에는 당질 섭취를 관리하는 '당질 관리식'이 당뇨병 치료 식이요법 중 하나로 이미 정착되어 있다.

이와 관련하여 2007년 미국의 권위 있는 의학전문지 〈JAMA〉에 흥미로운 연구 논문이 발표되었다.

이 연구에서는 여성 311명을 네 그룹으로 나누어 각기 다른 다이어트법을 실천하게 하고, 1년에 걸친 추적 조사를 통해 체중에 어떤 변화가 생기는지 분석했다.

조사 대상이 된 다이어트법은 당시 미국에서 가장 인기를 끌었던 네 가지로 앳킨스(Atkins) 다이어트법, 존(Zone) 다이어트법, 런(LEARN) 다이어트법, 오니시(Ornish) 다이어트법이었다.

첫째, 앳킨스 다이어트는 로버트 앳킨스 박사가 고안한 방법으로, 당질 섭취를 억제하는 저당질식 다이어트다. 일본에도 '저탄수화물 다이어트'로 잘 알려져 있으며, 저당질이라는 의미에서는 다카오 병원의 슈퍼 당질제한식과도 동일하다.

앳킨스법은 다이어트에서 출발했고 당질제한식은 당뇨병 치료에서 출발했다는 차이를 제외하면 이 둘의 내용은 거의 비슷하다. 다만, 앳킨스 다이어트는 '왜 저당질 식사를 하면 살이 빠지는가?' 하는 생리적 구조를 명확하게 설명하지 않았지만 당질제한식은 확실한 근거를 갖고 있다. 다음 장부터 살이 빠지는 원리를 자세히 규명할 예정이다.

둘째, 존 다이어트는 하루 총 섭취 칼로리에서 차지하는 3대 영양소의 비율을 지질 30%, 단백질 40%, 탄수화물 30%로 설정하는 방식이다. 이는 생화학자인 배리 시어즈 박사가 고안한 다이어트법으로, 한때 할리우드 유명인들에게도 인기가 있었다고 한다.

셋째, 런 다이어트의 'LEARN'은 'Lifestyle(생활방식), Exercise(운동), Attitudes(몸가짐), Relationships(관계), Nutrition(영양)'의 머리글자를

딴 것이다. 이는 다이어트뿐 아니라 운동과 대인 관계를 포함한 전반적인 생활 습관을 종합적으로 관리하는 방법인데, 식사에 관해서는 저지방, 고탄수화물이 원칙이다.

넷째, 오니시 다이어트는 심장병 전문가인 딘 오니시 박사가 주창한 채식주의에 가까운 다이어트법이다. 이는 하루 총 섭취 칼로리 중 3대 영양소의 비율을 지질 10%, 단백질 20%, 탄수화물 70%로 설정하여 저지방, 고탄수화물 식단을 통해 체중을 감량한다. 오니시 다이어트에서는 육류와 어패류 섭취가 금지되지만 일부 유제품과 달걀흰자는 허용된다. 현미와 통밀 빵을 주식으로 하며 채소와 과일 위주의 식생활을 권장하므로 일본의 전통적인 현미 채식과 비슷한 식사법이라 할 수 있다.

위의 네 가지 방식 중에서 당질을 가장 적게 섭취하는 것은 앳킨스 다이어트법이고, 당질을 가장 많이 섭취하는 것은 오니시 다이어트법이다.

1년 후 감량 효과가 가장 높았던 것은 당질제한식과 동일한 앳킨스 다이어트법으로 평균 4.7㎏이 감소했다. 다음은 런 다이어트법으로 평균 2.6㎏ 감소, 오니시 다이어트법은 평균 2.2㎏ 감소, 마지막으로 존 다이어트법은 평균 1.6㎏ 감소하는 데 그쳤다.

감량 효과로 보자면 당질제한식의 압승이다. 또한 〈JAMA〉에 실린 다른 논문에는 '앳킨스 다이어트가 건강에도 긍정적인 효과를 미친다는 증거가 발견되었다.'고 나와 있다.

당질제한식은 중성 지방 수치를 감소시키고 LDL 콜레스테롤 수치를 개선하며 HDL 콜레스테롤 수치를 증가시킨다고 한다. 심지어 당질제한식으로 심장병 발병 위험을 낮출 수 있다는 보고까지 있다. 이 점은 내가 이사장을 맡고 있는 다카오 병원의 임상 실험 데이터와도 일치한다.

혈중 콜레스테롤에는 'LDL 콜레스테롤'과 'HDL 콜레스테롤'이 있다. 필요한 콜레스테롤을 간에서 조직으로 운반하는 것이 LDL이고 남은 콜레스테롤을 조직에서 간으로 되돌리는 것이 HDL이다.

LDL 수치가 높으면 심근 경색 발병률이 높아지고 HDL 수치가 높으면 심근 경색 및 암 발병률이 낮아지기 때문에 LDL 콜레스테롤을 '나쁜 콜레스테롤', HDL 콜레스테롤을 '착한 콜레스테롤'로 부르기도 한다.

그러나 HDL이 이롭다는 말은 맞지만 LDL이 나쁘다는 말은 옳지 않다. 콜레스테롤은 세포막이나 남성·여성 호르몬 등의 원료가 되므로

우리 몸에 반드시 필요한 물질이다. 절대 부족해서는 안 된다. 문제가
되는 것은 LDL과 HDL의 불균형이 생겼을 경우다.

참고로 정상 범위는 혈액 100ml당 LDL 콜레스테롤 140㎎ 미만, HDL
콜레스테롤 40㎎ 이상이다.

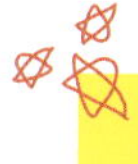

건강에도 이로운 당질제한식

2008년 〈NEJM(뉴잉글랜드 저널 오브 메디슨)〉에 이스라엘인 322명의
다이어트를 2년간 추적한 역학 연구 결과가 보고되었다. 〈NEJM〉은 미
국 매사추세츠 내과외과학회가 발행하는 의학 잡지로, 200년 이상의
역사와 세계적인 권위를 자랑한다.

앞서 언급한 〈JAMA〉의 논문에서는 조사 대상이 여성으로 한정되었
지만, 이번에는 피험자의 86%가 남성이었다. 이 연구에서는 대상자를
세 그룹으로 나누어 저지방 다이어트법, 지중해식 다이어트법, 앳킨스
다이어트법을 각각 실천하게 했다.

먼저 저지방 그룹은 칼로리를 제한하고 지방 섭취를 억제했다. 다음
지중해식 그룹은 칼로리를 제한하면서 올리브유의 섭취량을 늘렸다. 마

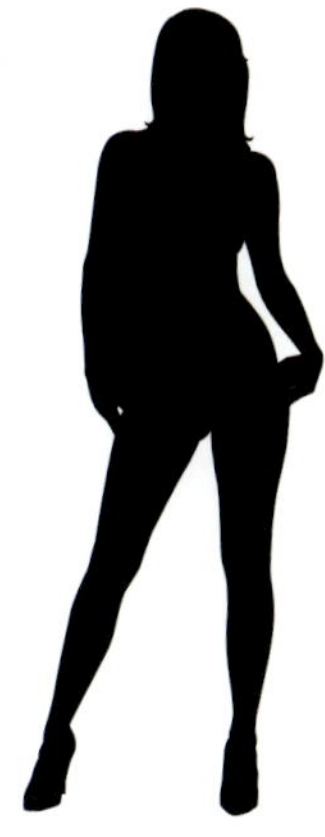

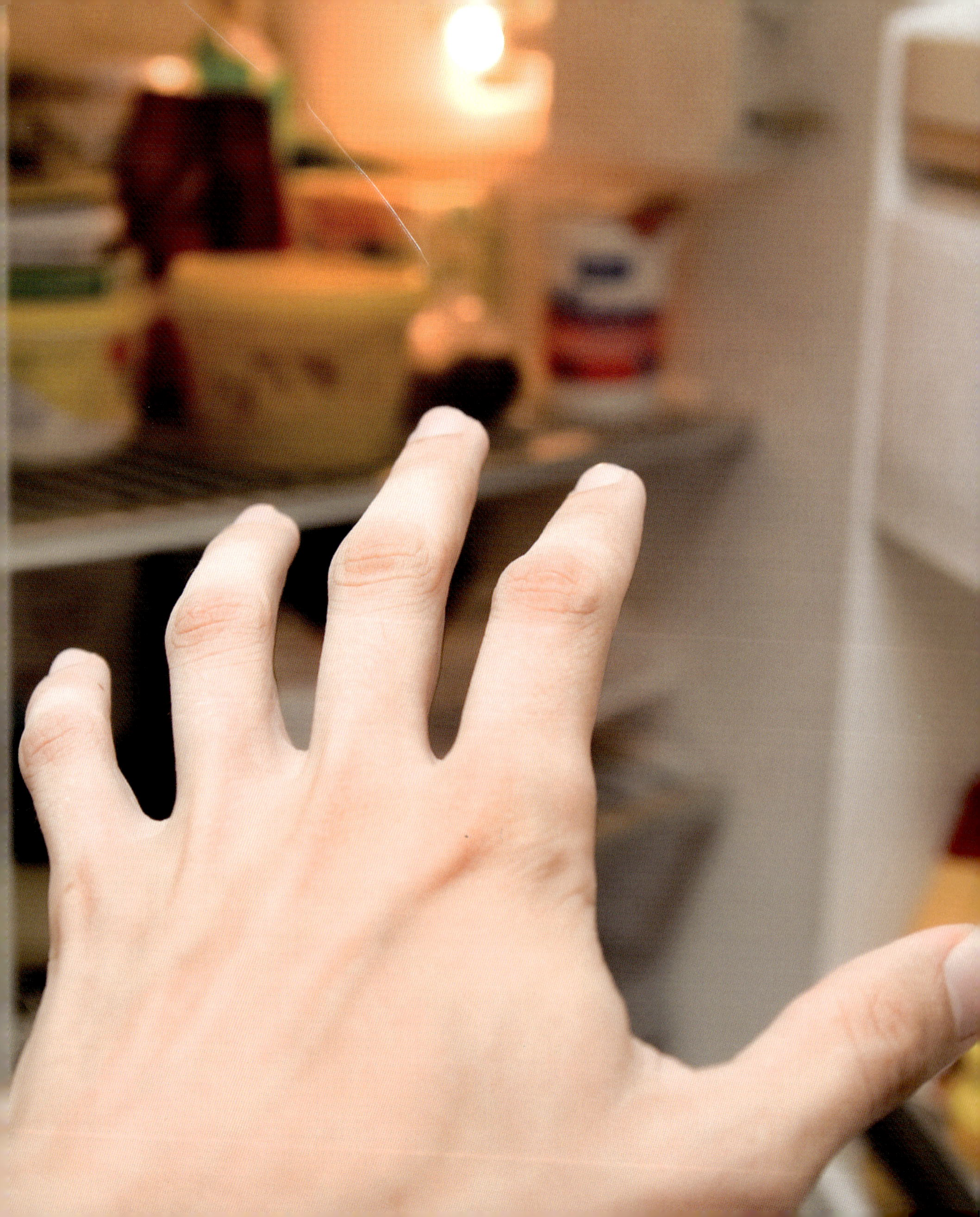

지막으로 앳킨스 그룹은 칼로리를 제한하지 않고 당질만 제한했다.

2년 후 각 그룹의 평균 체중 감소량은 저지방 그룹이 2.9kg, 지중해식 그룹이 4.4kg, 앳킨스 그룹이 4.7kg이었다. 여기서도 당질제한식의 우수한 다이어트 효과가 입증된 셈이다. 또한, 당질제한식을 한 앳킨스 그룹은 HDL 콜레스테롤도 눈에 띄게 증가했다.

여기서 소개한 두 연구 결과는 장기간에 걸쳐 수백 명을 대상으로 다이어트 효과를 검증한 것이므로 신뢰도가 매우 높다. 따라서 다이어트에서 가장 중요한 것은 칼로리 제한도 저지방식도 아닌, 앳킨스법 또는 당질제한식에서 중시하는 저당질 식사라는 것을 알 수 있다.

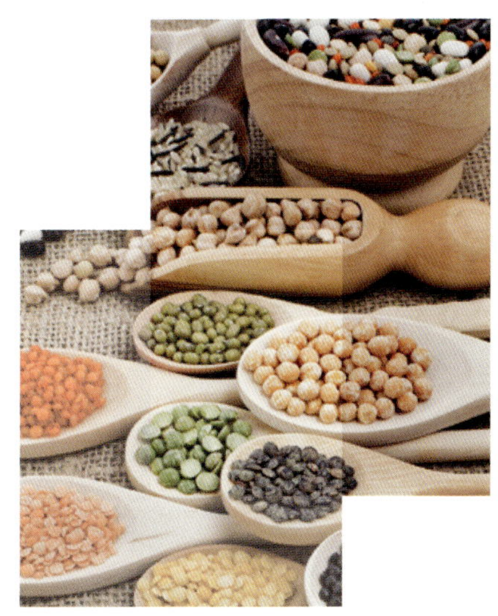

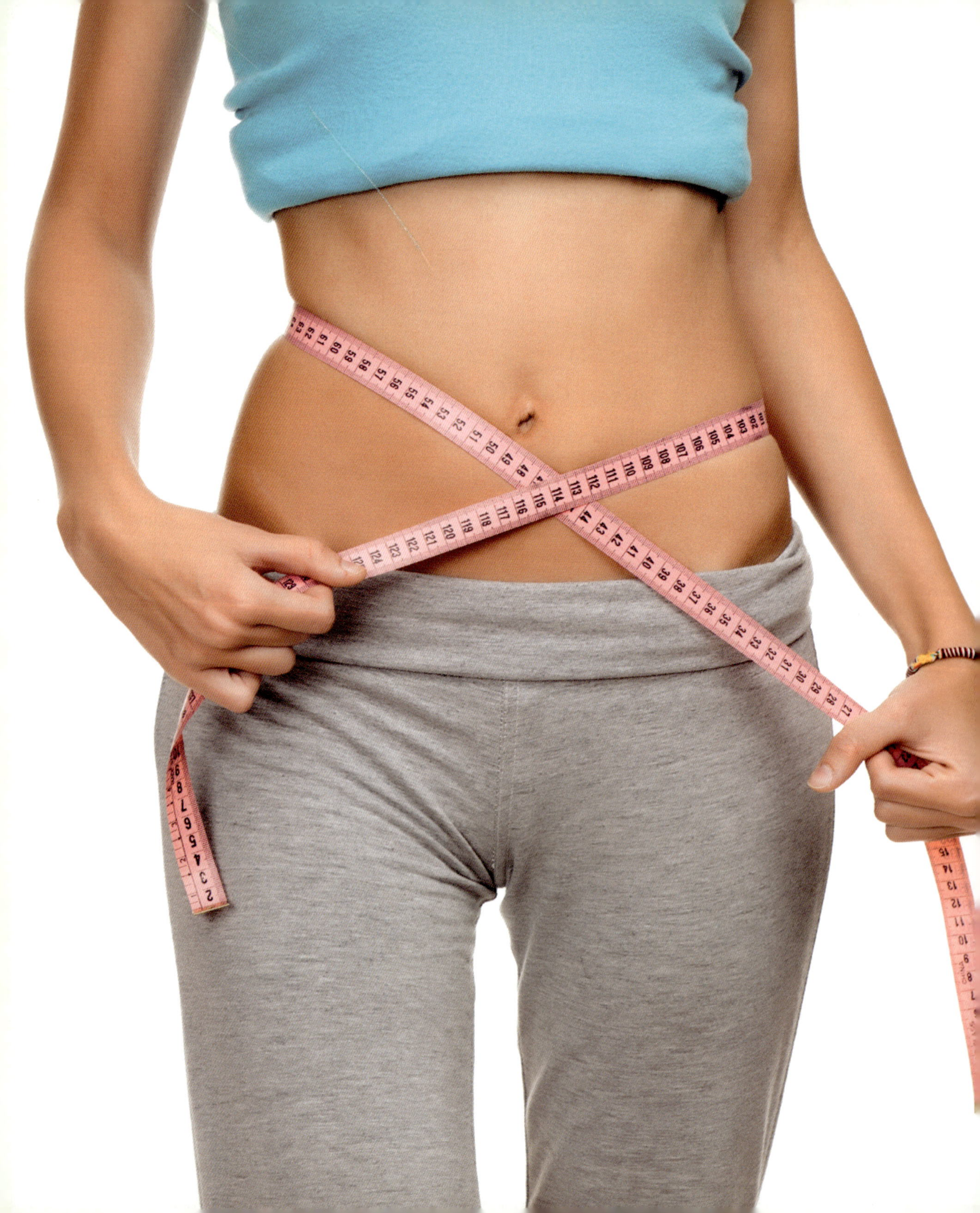

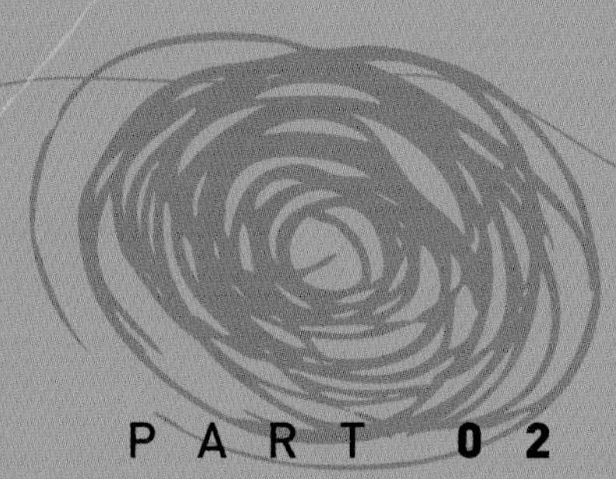

내 몸의 라인을 리부팅한다

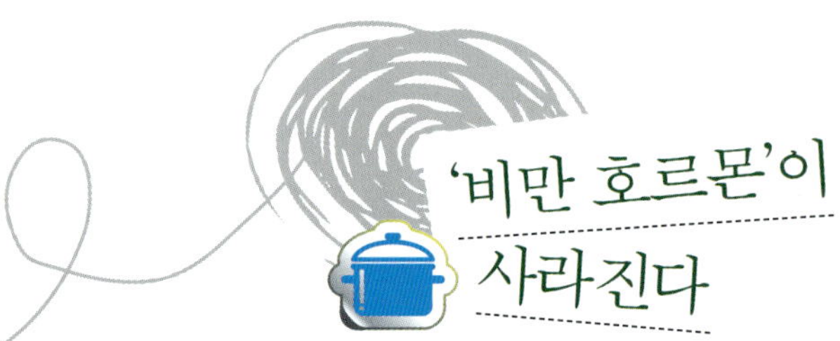

'비만 호르몬'이 사라진다

당질제한식을 하면 인슐린이 분비되지 않는다. 인슐린은 췌장의 '랑게르한스섬'이라는 세포 덩어리 중 '베타(β) 세포'에서 분비되는 호르몬으로 나는 이 인슐린을 '비만 호르몬'이라고 부르는데, 이는 인슐린이 비만을 불러오기 때문이다. 그렇다면 인슐린은 우리 몸에 어떻게 작용할까?

인슐린은 24시간 내내 끊임없이 조금씩 분비된다. 이를 '기초 분비'라 하는데, 어떤 계기가 생기면 기초 분비량의 몇십 배나 되는 인슐린이 한꺼번에 추가 분비된다. 그 계기가 바로 '혈당치 상승'이다.

혈당이란 혈액에 포함된 포도당(글루코스)을 말하며, 1dl(데시리터, 100cc) 안에 든 포도당의 양을 혈당치라 한다.

혈당은 뇌, 근육, 심장, 그리고 혈액 속으로 산소를 운반하는 적혈구에 이르기까지, 전신의 세포가 이용하는 몸의 기본 에너지원 중 하

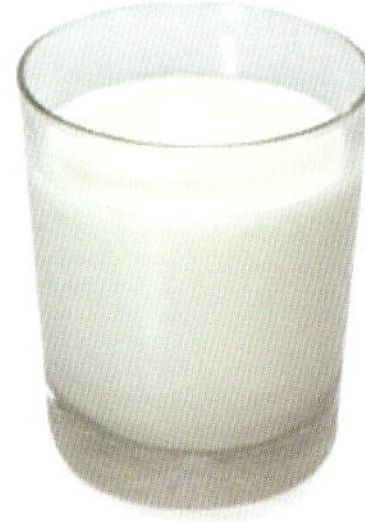

나다. 그런데 밥, 면, 빵처럼 당질이 많은 음식을 먹고 나면 당질이 소화·흡수되어 포도당이 되므로 혈당치가 급상승한다.

당질에는 곡류·감자류의 전분, 과일의 과당과 포도당, 과자나 청량음료에 들어 있는 자당(설탕), 우유·유제품에 들어 있는 유당 등이 있다. 이들은 모두 체내에서 포도당으로 분해·흡수되어 혈당치를 상승시키는 작용을 한다.

건강한 사람의 공복 시 혈당치는 70~109㎎/dl(밀리그램 퍼 데시리터) 전후인데, 주식 등 당질이 많은 음식을 먹은 뒤에는 건강한 사람도 혈당치가 120~179㎎/dl까지 치솟는다. 그러면 이를 정상치까지 내리기 위해 인슐린이 긴급히 분비된다.

하지만 마술사가 상자 속의 미녀를 사라지게 하듯이 인슐린이 혈당을 감쪽같이 없애버리지는 못한다. 대신 근육, 지방조직 등의 세포에 작용하여 혈당을 세포 내로 유입시킴으로써 혈당치를 내린다.

세포 내로 유입된 포도당은 근

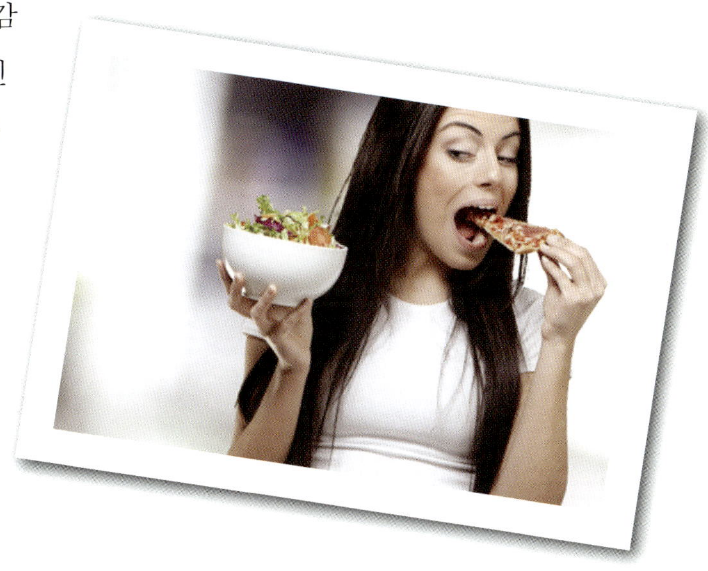

육과 간에 글리코겐이라는 형태로 저장되지만 근육과 간이 저장할 수 있는 글리코겐의 양에는 한계가 있다. 근육은 200~300g, 간은 50~80g 이 한계이므로 이 저장량이 다 차고 나면 나머지 포도당은 체지방으로 변해 지방조직에 축적된다.

간단히 말하자면, 혈당치가 올라 인슐린이 분비될 때마다 체내에 체지방이 착착 쌓인다는 뜻이다. 비만이란 단순히 체중이 많은 것이 아니라 이처럼 체내에 체지방이 과도하게 쌓인 상태를 말한다. 이것이 바로 내가 인슐린을 '비만 호르몬'이라고 부르는 이유다.

하지만 당질제한식을 하면 주식으로 많은 양의 당질을 섭취하지 않기 때문에 식후에도 급격한 혈당치 상승이 일어나지 않는다. 따라서 인슐린 추가 분비도 거의 없으므로 음식으로 섭취한 열량이 체지방으로 변하지 않는 것이다.

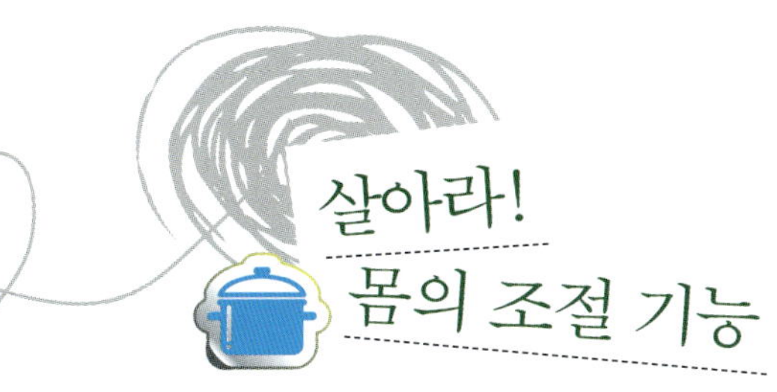

살아라!
몸의 조절 기능

의사들도 종종 오해를 하는데, 칼로리와 인슐린 분비는 아무 관계가 없다. 고칼로리의 식사를 한다 해도 당질만 없으면 혈당치 상승이나 인슐린 추가 분비가 일어나지 않기 때문이다. 혈당치를 올리는 것은 오직 당질뿐이다. 당질은 식후 수 분에서 두 시간 사이에 거의 혈당으로 바뀌어 혈당치를 상승시킨다.

그러나 단백질과 지질은 혈당치를 상승시키지 않는다. 미국 당뇨병 협회(ADA)의 안내서 《당뇨병의 생활》 1997년 판에는 '단백질의 50%, 지질의 10% 미만이 혈당으로 바뀐다.'라는 문장이 있었지만, 개정된 2004년 판에서는 삭제되었다.

한 덩어리에 300g 정도 되는 손바닥만 한 등심 스테이크는 열량이 약 1,500kcal나 되지만, 소고기에는 당질이 거의 없으므로(100g에 0.3g) 혈당치에 전혀 영향을 끼치지 않는다.

반면, 보통의 밥 한 공기(145g)는 244㎉, 메밀국수는 한 그릇(300g)이 400㎉밖에 안 되지만 밥에는 약 53g, 국수에는 약 72g의 당질이 들어 있어서 식후 혈당치를 상승시켜 인슐린 추가 분비를 부추긴다. 거듭 말하건대, 중요한 것은 칼로리가 아닌 당질 함유량이다.

당질을 많이 섭취할수록 식후 혈당치는 올라가고 인슐린도 그만큼 많이 분비되므로 비만이 되기 쉽다. 그러므로 비만 호르몬인 인슐린의 추가 분비를 억제하려면 당질제한식을 실시하는 수밖에 없다.

그런데 비만 호르몬이라는 말 때문에 인슐린을 해로운 물질로 생각할 수도 있겠지만, 사실 인슐린은 우리 몸에 꼭 필요한 물질이다.

상승한 혈당치를 내리기 위해 인슐린이 분비되는 것은 고혈당이 계속되어 몸에 이상이 생기기 때문이다. 만약 인슐린 분비량이 적거나 혈당치를 내리는 인슐린의 기능이 저하되어 고혈당이 계속되면 그 스트레스로 몸, 특히 혈관에 심각한 손상이 발생하는데, 이것이 바로 당뇨병이다.

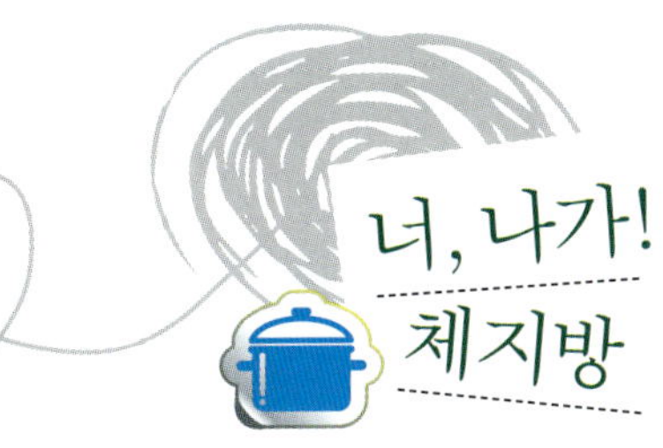

너, 나가! 체지방

몸에 들어와 열량으로 변해 에너지원으로 이용되는 것은 지질과 단백질, 당질의 3대 영양소이다. 하지만 단백질은 몸을 형성하는 기초 물질(재료)로서의 역할이 훨씬 중요하므로 실제로 일상적인 에너지원으로 쓰이는 것은 지질과 당질이라 할 수 있다. 이 둘 중에 더 중요한 에너지원은 지질로, 주로 지방세포에 축적된 체지방이 분해되어 소비되는 형태를 띤다.

혈당치가 오르기 전, 인슐린이 분비되지 않은 보통 상태에서는 몸이 지방을 분해하여 에너지로 사용한다. 지방을 에너지원으로 원활하게 이용하는 것이다. 그러나 인슐린이 분비되면 이것이 지방세포에 작용하여 체지방의 분해를 가로막는다. 지방세포에 축적된 중성 지방은 '리파아제'라는 효소에 의해 분해되어 에너지원으로 이용되는데, 인슐린이 리파아제의 활성화를 막기 때문이다.

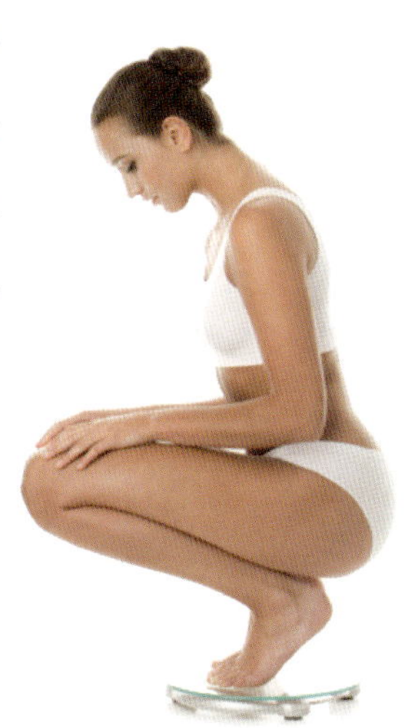

따라서 당질 섭취로 혈당치가 상승하여 인슐린이 추가 분비되면, 체지방의 분해가 중단되고 남은 혈당은 중성 지방으로 변하게 된다. 즉, 인슐린이 체지방의 축적을 촉진하는 동시에 체지방 분해를 억제하여 비만을 부추기는 것이다. 그러나 당질을 제한하면 인슐린 추가 분비가 줄어들기 때문에 식후에도 공복 시처럼 체지방이 분해되어 에너지원으로 쓰인다.

몸은 지질과 당질을 에너지원으로 활용하지만, 세 끼 모두 주식으로 당질을 섭취하다 보면 인슐린의 작용 때문에 당질을 더 적극적으로 쓰게 된다. 결국 활용 빈도가 낮아진 체지방 연소 회로는 점차 쇠퇴하게 된다.

당질제한식으로 체지방 분해와 이용을 촉진하면 체지방의 대사 회로가 원활해져서 결국 과다한 체지방은 금세 사라질 것이다. 그리고 그 결과는 당질제한식을 1주일 정도만 해 봐도 체중 감소라는 놀라운 변화로 나타나게 된다.

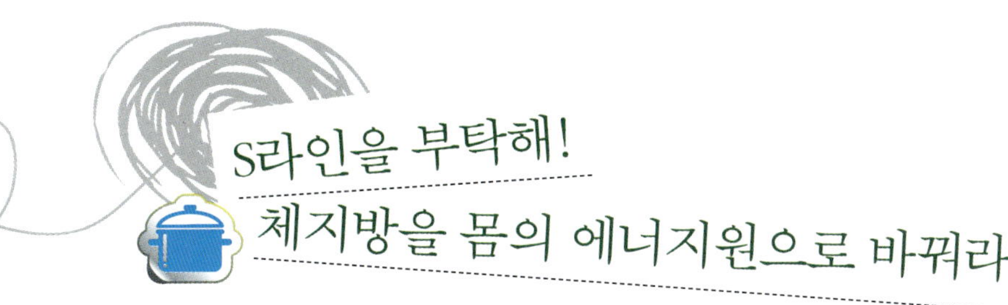

S라인을 부탁해!
체지방을 몸의 에너지원으로 바꿔라

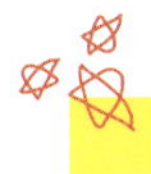

체지방은 몸의 주된 에너지원

지질을 에너지원으로 쓰는 일은 사람의 몸에서 매우 중요하다. 또한 지질은 간편하고도 효율적으로 에너지를 축적하는 영양소다.

지질 1g은 9kcal, 당질과 단백질 1g은 4kcal에 해당하므로, 지질은 같은 무게의 다른 영양소에 비해 두 배 이상의 에너지를 발휘한다. 게다가 지질로 만들어진 체지방은 몸에 얼마든지 축적할 수 있다.

체중에서 체지방이 차지하는 비율을 체지방률이라고 하는데, 남성은 보통 20%, 여성은 30% 전후를 차지한다. 예를 들어 체중이 70kg인 남성은 14kg, 체중이 55kg인 여성은 16.5kg의 체지방이 축적된 셈이다.

순수한 지질은 1g에 9kcal이지만, 체지방은 지질 외의 세포성분 등을 포함하므로 그것을 빼고 계산하여 일반적으로 1g에 7.2kcal로 본다. 그

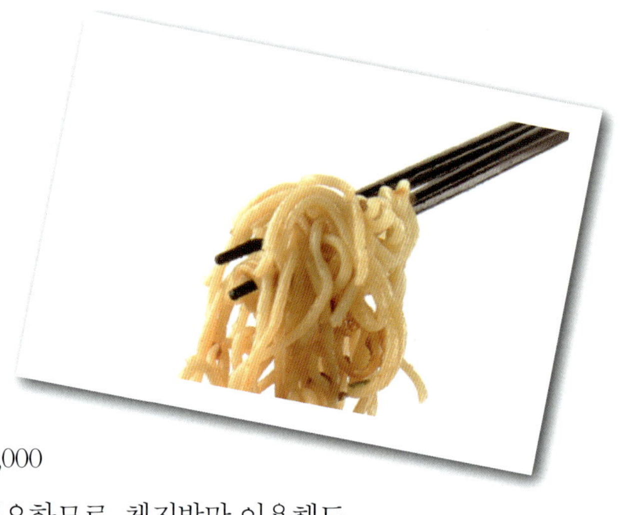

렇게 보면 14kg의 체지방에는 약 10만 kcal, 16.5kg의 체지방에는 약 12만 kcal의 열량이 비축되어 있다는 계산이 나온다. 남성은 하루에 2,000 kcal, 여성은 1,800kcal의 열량이 필요하므로, 체지방만 이용해도 남성은 50일, 여성은 66일이나 살 수 있다.

그렇다면 당질은 어떨까?

공복 시 혈당치가 100mg/dl, 혈액의 양이 5L라고 하면, 혈당은 대략 5g이다. 이것을 칼로리로 환산하면 약 20kcal에 해당한다. 또한 앞에서 말했듯 포도당은 글리코겐으로 변해 근육과 간에 250g쯤 축적되어 있는데, 열량으로 환산하면 1,000kcal 정도다. 이는 성인이 하루에 필요로 하는 분량을 채우기는커녕, 체중 70kg인 사람이 15km만 달리면 깨끗이 사라지는 양이다. 참고로 15km는 시속 10km로 90분만 달리면 되는 거리다.

50일 동안 살아남을 만한 에너지를 비축하는 지질과 90분 만에 없어

질 에너지밖에 비축하지 못하는 당질. 이렇듯 지질에 비하면 당질은
주된 에너지로 사용하기에는 부족한 영양소인 듯하다.

　사람의 몸은 지질을 이용해 몸의 주 에너지원을 만들도록 설계되어
있다. 당질의 섭취를 제한하게 되면 몸에 쌓여 있는 지질을 주 에너지
원으로 사용하게 되므로 필요 없는 체지방이 몸에 쌓이는 것을 막아
준다.

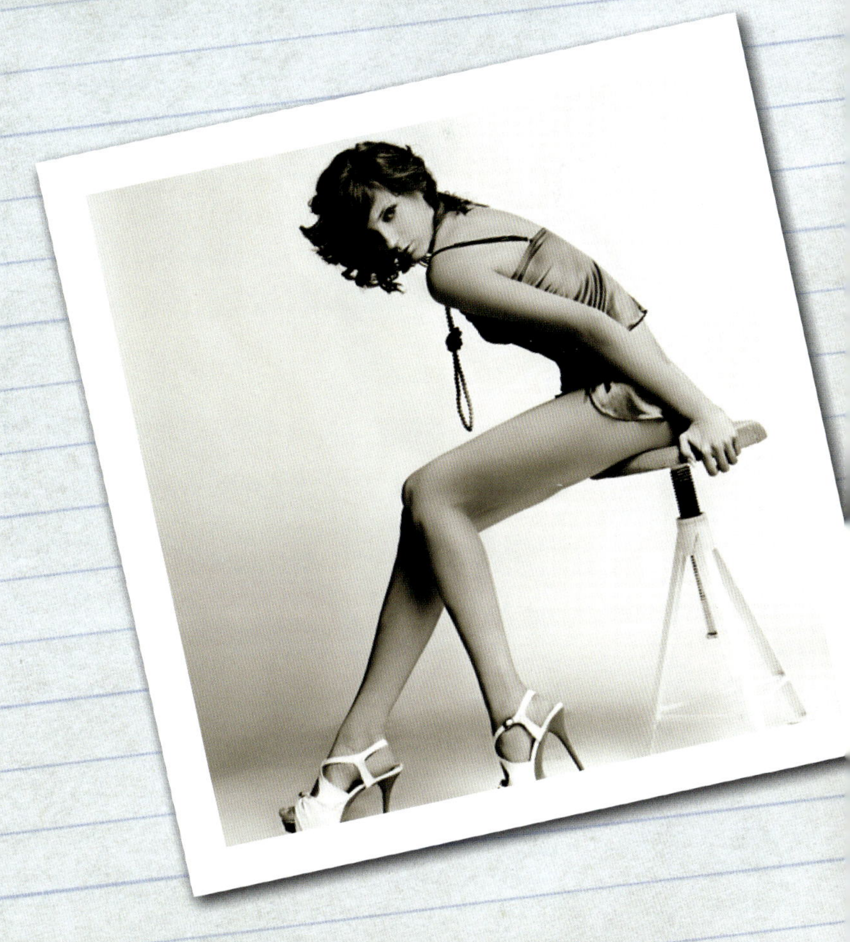

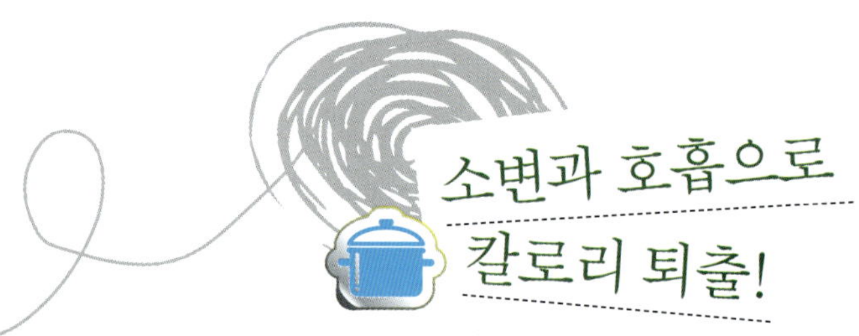

소변과 호흡을 통해 칼로리가 배출된다

　누구든지 당질제한식을 하면 체지방을 주된 에너지원으로 쓰게 된다. 체지방은 '지방산'과 '글리세롤'로 분해된 후에야 에너지로 쓰이며 지방산 중에서도 혈중에 존재하는 지방산을 '유리지방산'이라 한다. 지금까지 몸의 주된 에너지원이 지질이라고 했는데, 바로 지질이 '유리지방산'으로 변하여 에너지로 이용되는 것이다.

　당질제한식을 계속하면 인슐린의 방해 없이 체지방이 쉽게 분해되어 유리지방산이 늘어난다. 유리지방산은 우리 몸의 실질적 에너지로 사용된다. 특히 간에서는 유리지방산을 사용하여 체세포가 이용하기 매우 좋은 '케톤체'라는 에너지원을 합성한다. 즉, 당질제한식을 계속하면 체지방이 많이 분해되면서 유리지방산이 늘어나고, 많은 유리지방산을 이용해 간에서 케톤체를 합성하는 양도 늘어나는 것이다.

당질 제한을 하지 않더라도 우리 몸에서는 매일 케톤체를 합성하므로 혈중에는 일정 농도의 케톤체가 포함되어 있으며 그 기준치는 대략 26~122μM/L(마이크로미터/리터) 정도다.

그런데 당질제한식을 시작하면 케톤체의 농도가 급격히 상승한다. 특히 세 끼 모두 당질을 제한하는 슈퍼 당질제한식의 경우, 지방 분해가 활발해져서 케톤체 수치가 일반인의 수십 배인 1,000~3,000μM/L까지 치솟게 된다.

하지만 케톤체가 많아진다 해도 우리 몸이 사용할 수 있는 케톤체의 양은 한정되어 있다. 결국 케톤체를 에너지로 다 사용하지 못하고 남게 되는데, 그 잉여분이 다시 지방산이나 체지방으로 돌아가 몸에 쌓이지 않고 소변과 호흡을 통해 몸 밖으로 배출된다.

당질제한식을 할 경우, 살이 찌지 않는 이유가 바로 이것이다. 당질을 제한하면 체지방이 분해되어 유리지방산이 되었다가 결국은 케톤체가 된다. 그리고 남은 케톤체는 소변이나 호흡으로 배출된다. 즉, 당질제한식을 하면 남은 칼로리가 소변과 호흡을 통해 몸 밖으로 버려진다는 것이다. 감량을 원하는 사람들에게는 이상적인 이야기다.

케톤체는 뇌의 에너지원이기도 하다

당질제한식을 하다 보면, 내쉬는 숨에서 새콤달콤한 냄새가 날 때가 있다. 이는 케톤체에 들어 있는 아세톤에서 나는 냄새다. 아세톤 냄새는 곧 케톤체 배출이 시작되었다는 증거다.

그런데 중증의 당뇨병 중 '당뇨병성 케톤산증(Diabetic Ketoacidosis)'이라는 병이 있는데 이 병에 걸렸을 때도 혈중 케톤체가 늘어난다. 그래서 케톤체 증가를 병적인 현상으로 오해하기도 한다. 인슐린이 정상적으로 작용하는 사람이 당질제한식을 할 때 생기는 생리적 케톤체와 인슐린 작용이 부족한 중증 당뇨병에서 생기는 병적인 케톤체는 그 의미가 전혀 다르므로 안심해도 된다.

이렇게 슈퍼 당질제한식을 3개월만 지속하면 케톤체 수치도 점차 안정된다.

나 역시 케톤체 수치가 처음에는 2,000~3,000μM/L 정도였지만 현재는 400~1,000μM/L까지 떨어졌다. 이는 대량으로 생산된 케톤체를 몸이 원활하고 효과적으로 활용하게 되었기 때문이다. 그래서 지금은 케톤체 특유의 새콤달콤한 냄새도 서서히 사라지고 없다.

케톤체는 우리 몸의 많은 조직에서 이용된다. 특히 심장을 구성하는 심근, 골격근, 신장 그리고 뇌에 많이 사용된다.

의사 같은 전문가들조차 아직도 '뇌는 포도당만 이용한다'고 공공연히 말하지만, 그것은 명백한 오류다. 세계적으로 신뢰받는 의학 교과서인《하퍼 생화학》에도 '뇌는 에너지 필요량의 약 20%를 케톤체로 조달할 수 있다.'라고 쓰여 있다.

유리지방산은 몸의 주요한 에너지원이지만 뇌는 유리지방산을 직접 이용할 수 없다. 뇌세포로 혈액을 공급하는 모세혈관에 해로운 물질을 차단하는 관문(혈액뇌관문)이 있는데 유리지방산은 너무 커서 이 관문을 통과하지 못하기 때문이다. 하지만 유리지방산이 합성되어 만들어진 케톤체는 그 관문을 통과할 만큼 크기가 작아서 뇌의 정식 에너지원이 될 수 있다.

그런데도 어째서 여태껏 '뇌는 포도당만 이용할 수 있다.'는 주장을 매체에서 반복하는 걸까?

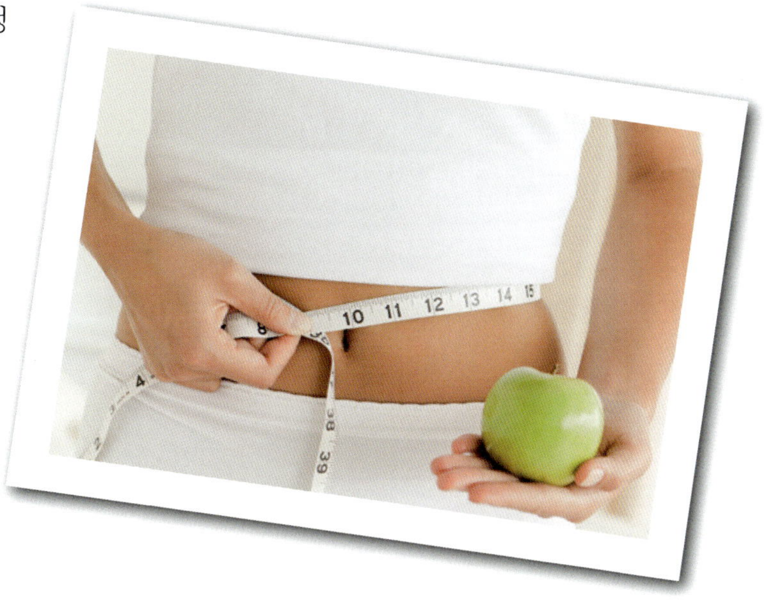

인슐린이 추가 분비되면, 혈당을 에너지원으로 세포 내에 유입시키는 '포도당 수송체(GLUT=Glucose Transporter)'가 활성화된다. 인슐린 추가 분비가 없는 평상시에는 근육과 심장 세포에 존재하는 당 수송체 'GLUT 4'가 세포 내부에 머물며 표면으로 나오지 않기 때문에 혈당은 세포 내로 거의 유입되지 않는다.

그러나 뇌세포에는 'GLUT 1'이라는 당 수송체가 세포 표면에서 항상 대기하고 있으므로 인슐린 분비와 관계없이 언제든지 혈당을 받아들일 수 있다.

즉 다른 세포는 포도당 수송체의 혈당치가 오르지 않는 이상 비활성화 상태인데, 뇌세포는 항상 활성화되어 있으므로 뇌세포는 당질제한식을 해도 언제든지 혈당을 받아들일 수 있다. 따라서 당질제한식을 하여 인슐린 추가 분비가 일어나지 않는다 해도 뇌세포에는 전혀 문제가 없다.

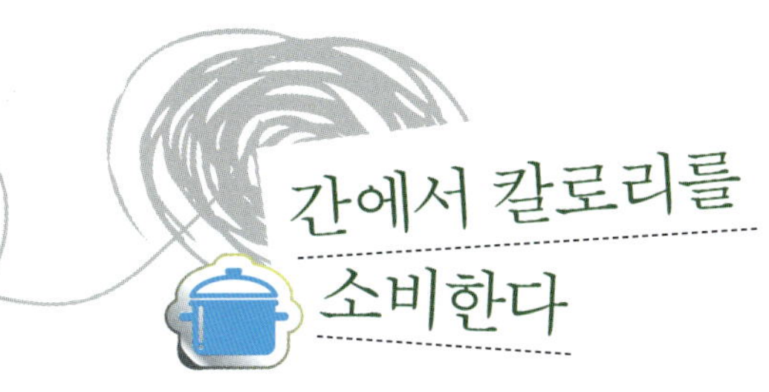

간에서 칼로리를 소비한다

당질제한식은 당질의 섭취를 제한하여 혈당치의 급격한 상승을 막는 식사법이다. 하지만 혈당 자체가 해로운 것은 결코 아니다. 뇌가 포도당 외에 케톤체를 이용할 수 있는 것도 사실이지만 포도당이 뇌의 중요한 에너지원인 것도 틀림없는 사실이기 때문이다.

게다가 포도당이야말로 적혈구의 유일한 에너지원이다. 지방산과 케톤체는 세포 내 기관인 '미토콘드리아'에서만 에너지로 변환될 수 있다. 미토콘드리아는 세포 내에서 가장 효율적으로 에너지를 생산하는 기관으로, 세포마다 수십 개에서 수천 개까지 들어 있다. 하지만 적혈구에는 미토콘드리아가 없어서 지방산과 케톤체를 이용하지 못하므로 포도당에 의지하는 수밖에 없다. 따라서 미토콘드리아가 없는 적혈구는 포도당밖에 쓰지 못한다.

만약 혈당치가 $100\text{mg}/dl$라면, 혈당은 온몸에 5g 정도밖에 없다. 그런데 한 시간 동안 뇌는 최대 4g, 적혈구는 2g의 혈당을 소비하므로 그 정도 혈당으로는 부족하다. 그렇다고 '역시 당질을 꼭 섭취해야 해!'라는 설부른 판단은 하지 않기 바란다.

포도당은 반드시 필요하다. 그렇기 때문에 우리 몸에는 외부에서 포도당을 섭취하지 않아도 체내에서 포도당을 생성하여 혈당치를 일정하게 유지시켜 주는 시스템이 있다. 바로 '당 생성'이다. 당 생성은 주로 간에서 일상적으로 이루어지며, 일부는 신장에서도 이루어진다.

당질제한식을 실시하면 당 생성이 활발해진다. 당 생성은 포도당이라는 중요한 에너지원을 만들어 내는 과정이지만 그 과정에서도 열량을 소비한다. 당 생성에 쓰이는 에너지원은 지방산이므로(포도당을 만들어 내려고 포도당을 쓰는 어리석은 일은 하지 않는다.) 당 생성 과정을 통해 쓸데없는 체지방이 착실하게 소비된다. 따라서 당질제한식을 할 때는 운동을 하지 않아도 간과 신장에서 포도당을 만들기 위해 많은 열량을 소비하므로 다이어트에 매우 유리하다.

그러나 당질을 섭취하면 이런 당 생성 과정은 즉시 중단된다. 혈당치가 올랐을 때 분비되는 인슐린에는 당 생성을 억제하는 기능이 있기 때문이다.

즉 인슐린은 혈당치를 내리는 제 역할에 충실하기 위해서 혈당을 새로 생산하는 당 생성을 저지하는 것이다. 그렇게 되면 간과 신장에서 칼로리를 소비하는 효과도 기대할 수 없게 된다.

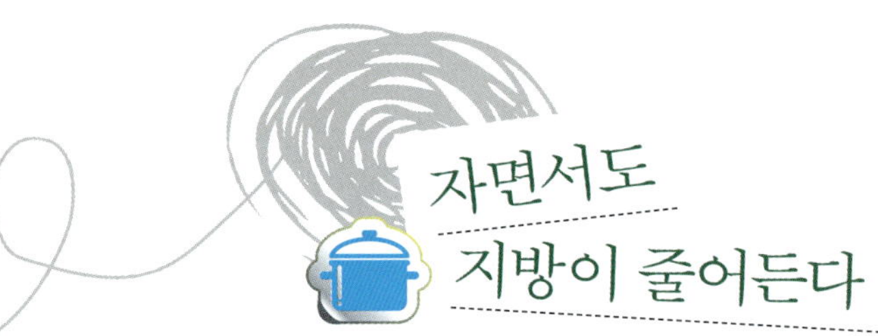

자면서도 지방이 줄어든다

'당 생성' 과정에서 지방이 연소된다

근육 등 몸을 구성하는 단백질은 정상적으로 기능하기 위해 항상 분해와 합성을 반복한다. 단백질은 최대 20종의 아미노산으로 구성되며, 그중 일부 아미노산은 분해되어 간으로 이동한 뒤 간세포에서 포도당으로 합성된다.

당 생성의 원료에는 아미노산 외에도 '글리세롤'과 '유산(젖산)'이 있다.

글리세롤은 지방세포에 축적된 중성 지방이 분해되어 생기는 물질로 당 생성 과정을 거쳐 포도당으로 바뀐 다음 에너지로 활용된다. 유산은 포도당이 근육 등에서 대사될 때 만들어지는 물질로, 일부는 간에서도 포도당으로 변환된다.

당 생성은 장기간 단식을 할 때와 같이 당질을 섭취하지 못하는 비상사태에 대비한 장치라는 견해도 있으나, 이는 오해다.

당질제한식을 할 때만 당 생성이 활발한 것이 아니라 당질을 섭취하는 사람에게도 당 생성이 일상적으로 활발해지는 시간대가 있기 때문이다. 바로 식후 몇 시간과 수면 시간이다.

수면 중에는 외부에서 당질이 공급되지 않지만 혈당치는 낮과 같은 수준으로 유지된다. 이것은 간에 비축된 글리코겐이 혈당치를 유지하는 역할을 하기 때문이다. 참고로 근육에도 글리코겐이 비축되어 있지만 근육의 글리코겐은 근육만을 위해 쓰인다.

뇌와 적혈구는 한 시간에 총 6g 정도의 혈당을 소비한다. 간의 글리코겐 저장량은 최대 50~80g이므로 글리코겐에만 의지한다고 가정했을 때 열 시간 이상 잠을 자면 혈당이 급격히 저하되게 된다.

하지만 뇌는 열 시간 이상을 자도 꿈을 꾸고 호흡을 지속한다. 또 적혈구는 산소를 계속해서 부지런히 운반한다. 이는 수면 중에도 간과 신장에서 포도당을 만들어 혈당으로 방출하기 때문이다. 다시 말해, 당 생성이 혈당을 유지하는 데 중대한 역할을 하는 것이다.

그러나 당질을 하루에도 몇 번씩 섭취하는 사람은 섭취한 당질을 먼

저 사용하므로 자는 동안 당 생성은 2~3시간 정도밖에 일어나지 않는
다. 자나깨나 당 생성으로 지방을 소비하는 당질제한식에 비해 다이어
트에 극히 불리한 것이다.

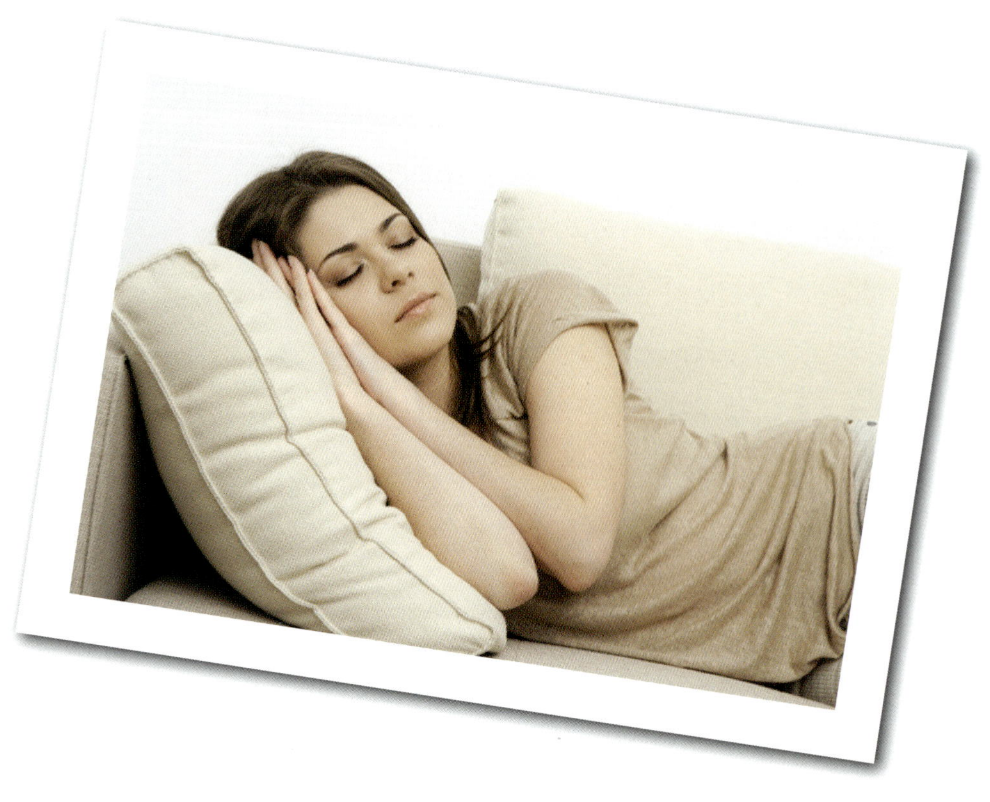

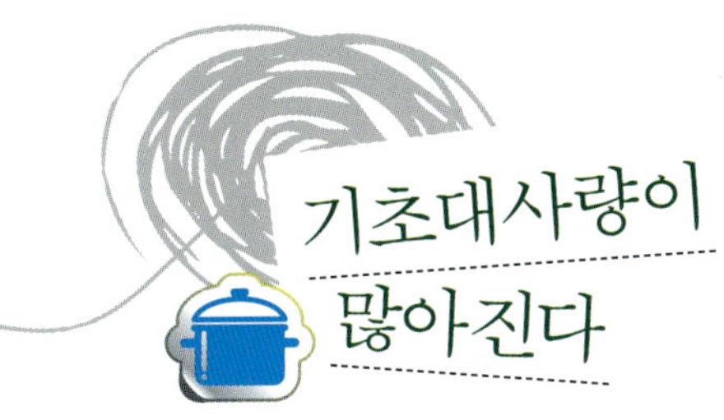

기초대사량이 많아진다

곤히 자고 있을 때도 몸이 소비하는 에너지 대사량, 즉 '기초대사량'은 하루 총 소비 칼로리의 70%가량을 차지하는 다이어트의 중요한 키워드다.

기초대사량이 줄면 소비 칼로리가 적어지므로, 식사로 똑같은 칼로리를 섭취한다면 여분의 에너지가 몸에 남아 살이 찌기 쉽다.

기초대사량 중 장기가 차지하는 비율을 보면 간이 최대 27%, 뇌가 19%, 신장이 10% 이상을 차지한다. 이 비율에는 당연히 당 생성에 쓰이는 에너지 대사량도 포함되어 있다. 이 말은 곧 당질제한식을 하면 당 생성이 활성화되므로 간과 신장의 에너지 대사량이 많아져서 기초대사량도 늘어난다는 뜻이다. 기초대사량이 늘면 소비 칼로리도 늘어나므로 살이 잘 찌지 않는 체질로 변하게 된다.

기존의 다이어트 서적에서는 기초대사량을 늘리기 위해 가장 먼저 근육을 단련할 것을 권한다.

근육은 오랫동안 쓰지 않아도 열을 내어 에너지를 소비하는데 이때 기초대사량의 약 18%를 소비한다. 그러므로 운동을 해서 근육을 늘리면 기초대사량이 많아져 다이어트에 유리하다.

이 이론 자체에는 아무 문제가 없지만 실제로 운동을 해서 근육을 늘리기는 쉽지 않다. 게다가 근육은 운동하지 않으면 금세 원래 상태로 돌아가므로 늘어난 근육을 유지하기 위해서는 지속해서 운동을 해야 한다.

하지만 당질제한식은 힘든 근육 트레이닝을 하지 않아도, 맛있는 음식을 배불리 먹으면서 기초대사량을 늘려 준다.

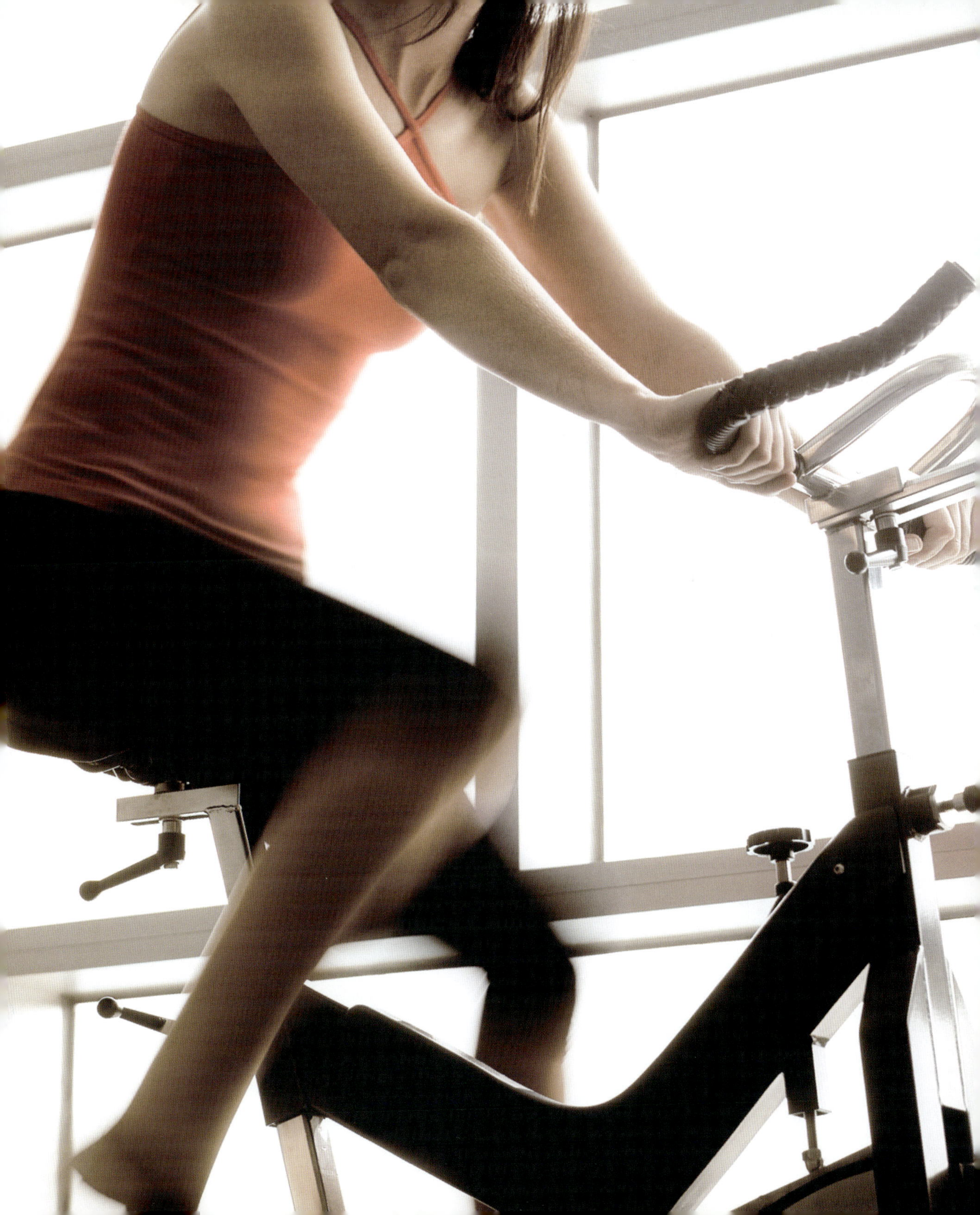

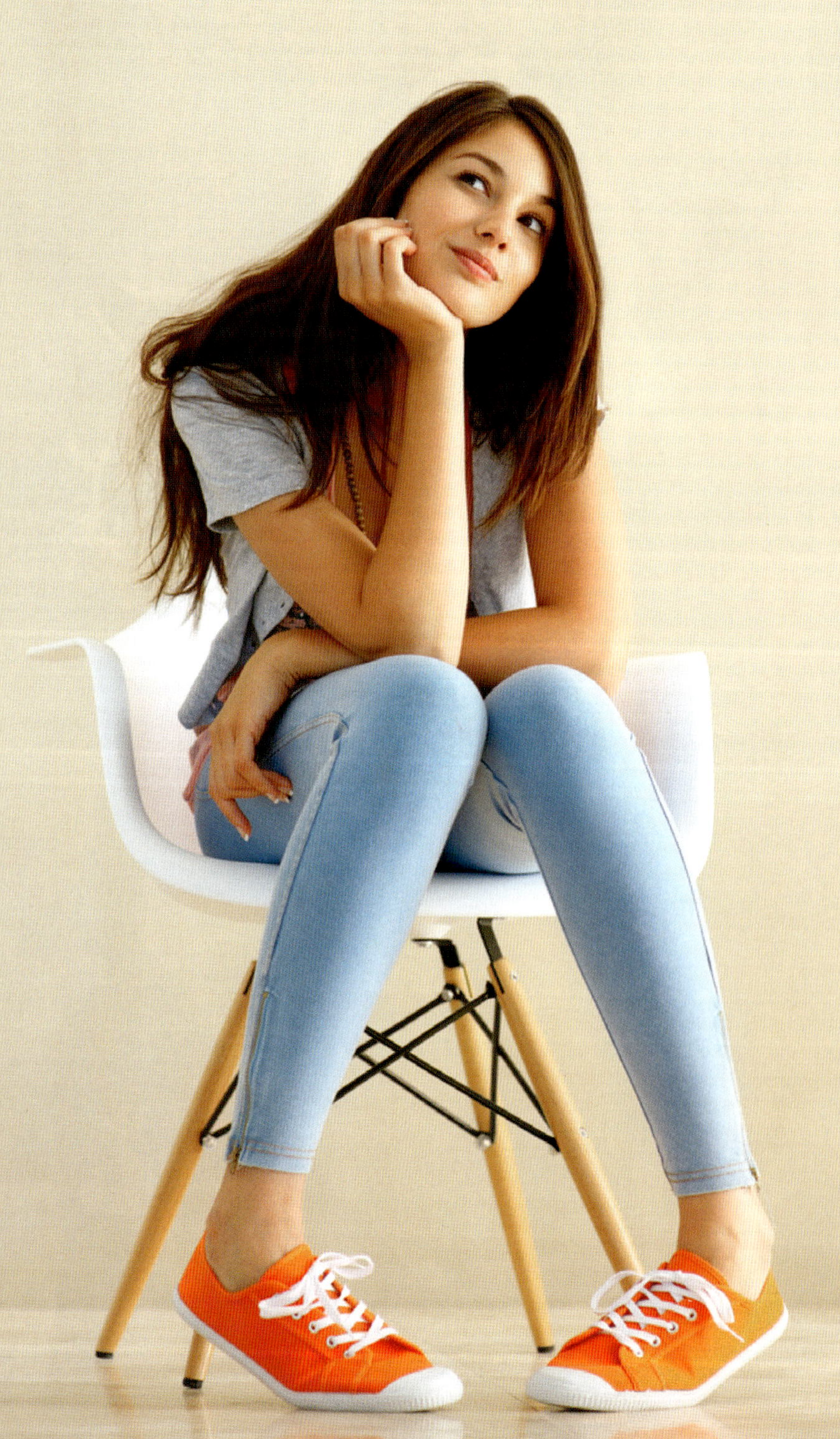

PART 03

일상에서
똑똑하게 실천하기

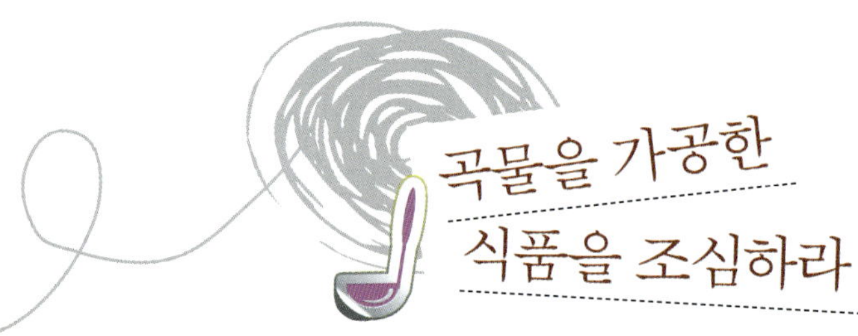

곡물을 가공한
식품을 조심하라

　당질제한식에서 가장 중요한 핵심은 주식 같은 당질을 포함한 식재료를 철저하게 배제하는 일이다.

　식품에 포함된 당질에는 전분처럼 단맛이 덜한 것과 설탕처럼 단맛이 강한 것이 있다. 그중 전분을 많이 포함한 식품에 쌀, 밀, 보리, 메밀 등의 곡류가 있다.

　곡류는 원래 형태로 있으면 쉽게 구분할 수 있지만, 가루로 만들어 식품 원료로 쓰이는 경우가 많으므로 각별한 주의가 필요하다.

　먼저 쌀로 만든 식품에는 밥, 죽, 떡 등이 있다. 멥쌀을 가공한 쌀가루로 만든 경단, 찹쌀을 가공한 백옥분 가루로 만든 찹쌀 경단, 대만 요리 등에 쓰이는 비훈(멥쌀가루를 반죽하여 뽑아 말린 희고 가는 국수) 역시 쌀가루를 원료로 하므로 당질이 풍부하다. 최근에는 잡곡이 선풍적인 인기를 끌어 좁쌀, 피, 수수 등이 활발하게 유통되고 있지만, 잡곡 역시 전분이 듬뿍 들어있는 곡류라는 사실을 잊지 말아야 한다.

밀가루나 보릿가루로 만든 빵은 모두 피하자.

바게트, 브레첼, 스콘, 식빵, 베이글, 머핀, 케이크 등등, 모두 다 피해야 한다.

면도 밀가루로 만든다. 중화면, 볶음면, 우동, 소면, 냉면, 칼국수, 파스타, 라면도 몽땅 금지다. 만두나 슈마이(중국식 찐만두)에도 밀가루가 많이 쓰인다. 오코노미야키나 타코야키 등의 밀가루 음식에도 당질이 듬뿍 들어 있다.

보통 다이어트를 하는 사람들이 즐겨 먹는 칼로리가 낮은 메밀가루로 만든 메밀국수 역시 당질이 풍부하다. 밀가루를 섞어 만드는 일반 메밀국수와는 달리 100% 메밀가루도 당질이 많은 것은 마찬가지다. 배합을 바꾸어 달리 만들었다 해도 달라질 것은 전혀 없다.

그 외에도 아침 식사로 자주 먹는 시리얼 역시 옥수수, 쌀, 보리, 밀 등의 곡물을 원료로 하는 당질 식품이다.

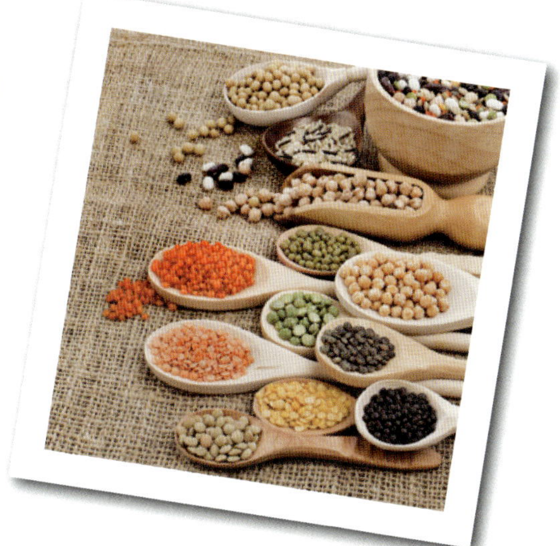

　그중에서도 옥수수로 만든 콘플레이크는 바쁜 아침에 간편하게 먹을 수 있어 큰 인기를 끌고 있다. 이 콘프레이크를 채소로 만든 음식으로 착각하는 사람도 있는데, 옥수수는 당질이 풍부한 곡물로 중남미에서는 주식으로 쓰인다. 멕시코 요리인 토르티야(밀가루를 얇게 펴 만든 멕시코식 빵), 이탈리아 요리인 폴렌타(옥수수가루로 끓인 이탈리아식 죽), 영화의 단짝인 팝콘 역시 옥수수로 만든 음식이다. 식품에 끈기를 내기 위해 쓰이는 콘스터치(옥수수 녹말)도 옥수수로 만든다.

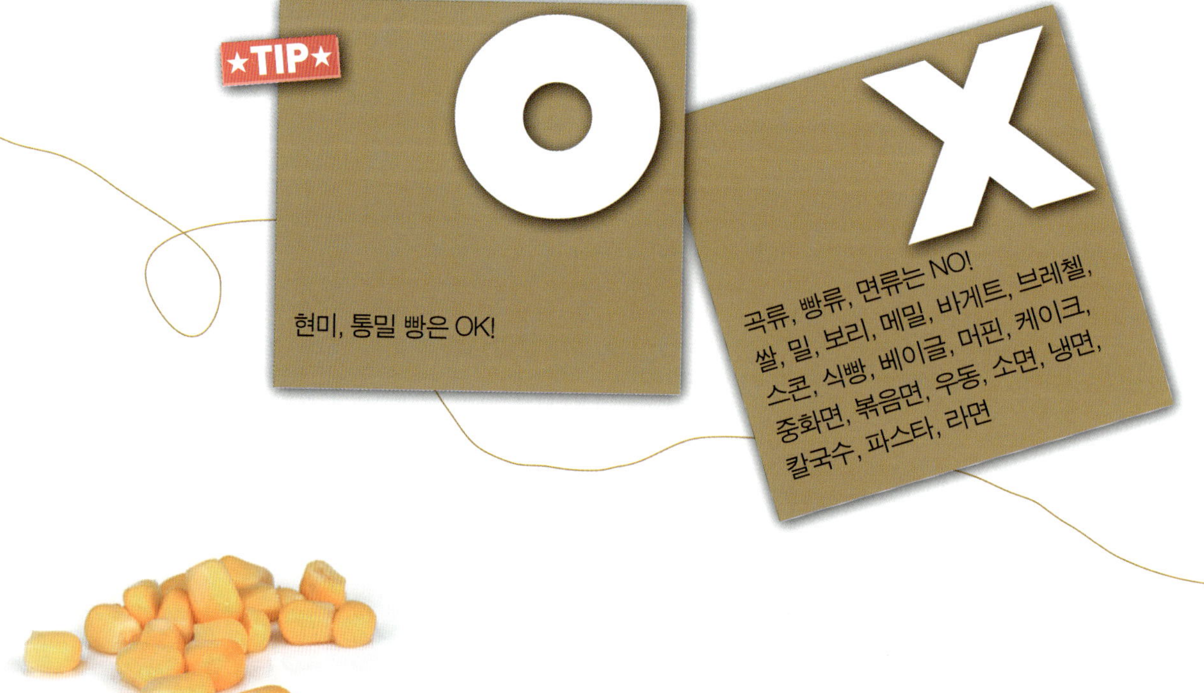

감자류 가공식품에도
주의하라

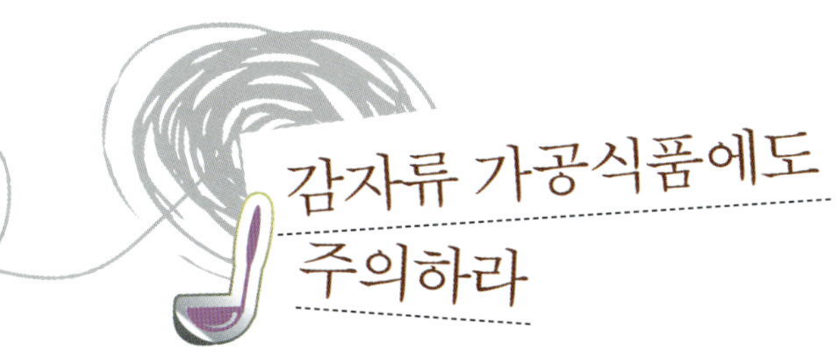

　곡물 이외에도 전분을 많이 포함한 식품이 있으니 바로 감자, 고구마, 토란 등의 감자류다. 그러므로 감자 샐러드, 감자튀김, 감자칩, 감자조림, 뇨키(버터와 치즈에 버무린 이탈리아의 파스타 요리), 구운 감자, 고구마 맛탕 등은 반드시 피하자.

　곡류와 마찬가지로 감자류의 전분도 가루로 가공되어 다양한 식품에 쓰이니 주의해야 한다.

　고구마 전분으로 만든 식품은 녹말과 당면이 대표적이다. 본래 가을에 나는 일곱 가지 나물 중 하나인 칡으로 만들었던 칡가루도 지금은 대부분 감자나 고구마 전분을 쓴다. 하지만 칡 자체도 전분질이므로 옛날식으로 만든 칡가루나 칡 과자도 삼가야 한다.

　심지어는 중국 요리나 대만 요리의 디저트로 쓰이는 타피오카(식용 녹말)마저 카사바라는 감자류에서 채취한 전분을 사용하고 있다.

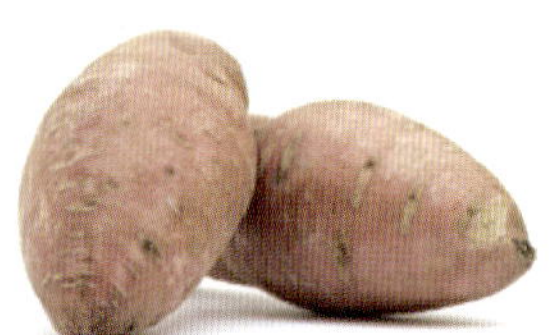

하지만 감자류 중 유일하게 먹어도 되는 것이 있다. 바로 곤약이다.

곤약의 주성분은 '곤약 만난'이라는 식이섬유의 일종으로, 사람의 장 내에서 거의 소화되지 않으므로 혈당치를 올리지 않는다. 또 어묵 전골 등 전골 요리에 자주 쓰이는 곤약 역시 저당질이면서 저칼로리인 다이어트 식품이다.

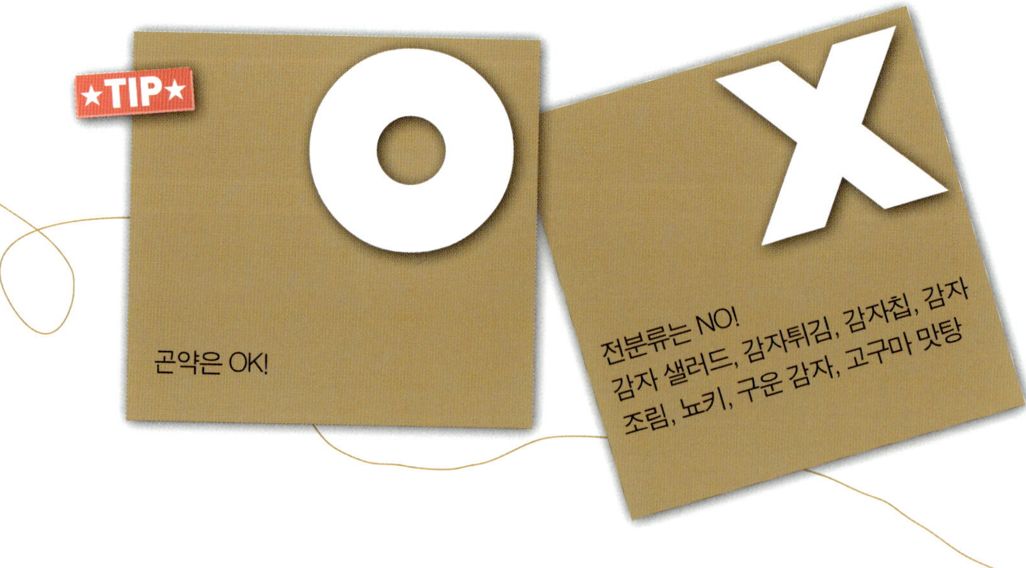

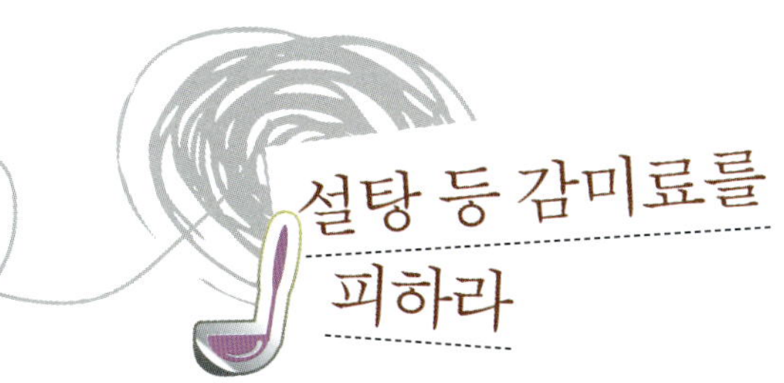

설탕 등 감미료를 피하라

전분 다음으로 삼가야 할 것이 설탕, 포도당 등의 감미료다.

흑설탕, 벌꿀, 메이플시럽 등은 건강에 좋다고 생각하는 사람들도 있지만, 이들 역시 감미료가 많이 들어 있어서 혈당치를 급격히 올리므로 피해야 한다.

이렇게 눈에 보이는 감미료는 피하기 쉽지만, 식품 제조 과정에서부터 감미료가 들어가는 경우가 많으니 조심해야 한다. 그 대표적인 예가 보존식품과 가공식품이다.

통조림, 레토르트식품, 진공 팩에 포장된 보존식품과 가공식품에도 설탕이 많이 들어 있다. 쇠고기 간장조림이나 꽁치 양념구이 통조림, 간장으로 조린 밑반찬 등도 전형적인 당질식품이다. 가공식품도 포장을 살펴보면 설탕이 많이 들어 있다는 것을 알 수 있다.

맛술, 케첩, 우스터 소스, 굴 소스, 돈가스 소스, 불고기 양념, 발사믹

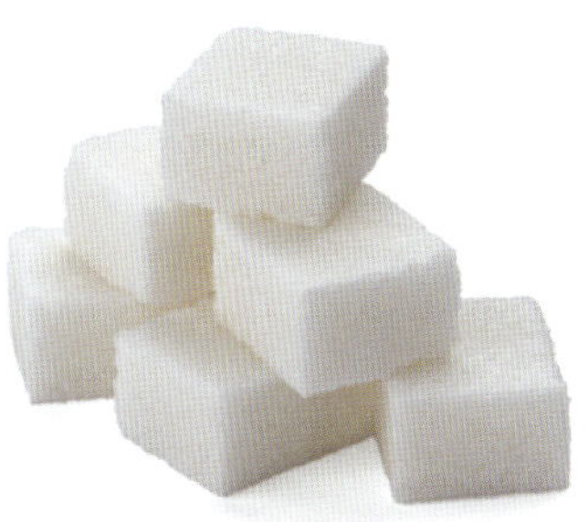

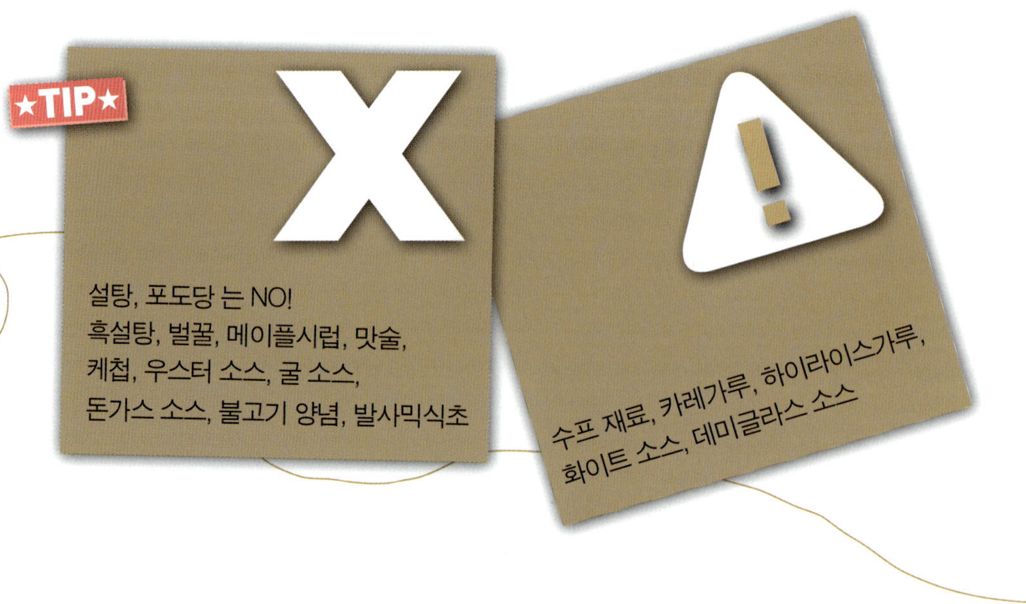

식초 등의 조미료에도 감미료가 들어간다. 된장은 100g 당 당질이 10g정도 들어있으니 먹는 양을 잘 조절하는 것이 좋다. 고형 콩소메(맑은 서양식 수프) 등의 수프 재료, 카레가루, 하이라이스가루와 화이트 소스, 데미글라스 소스 등의 소스류에도 당질이 들어있으므로 다량 섭취는 하지 않는 것이 좋다.

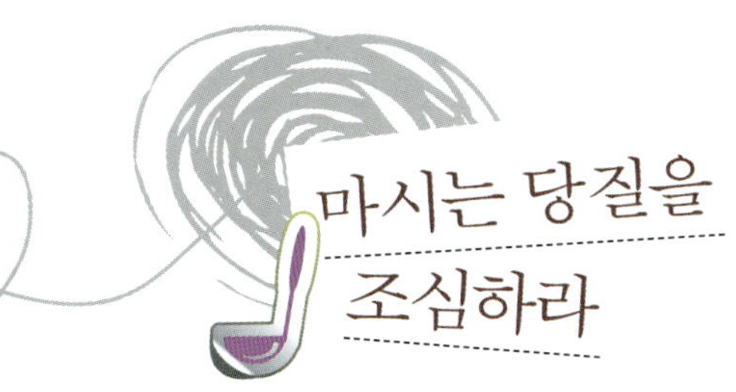

마시는 당질을 조심하라

음료로는 설탕 없이 블랙이나 스트레이트로 마시는 커피와 홍차, 녹차와 중국차, 미네랄워터를 추천한다.

콜라를 비롯한 탄산음료, 과즙음료, 커피 등의 청량음료에는 평균 농도 10%의 설탕 또는 과당이 들어 있다. 다시 말해 $500ml$ 페트병 하나에 약 50g, 즉 각설탕 열 개 분량 정도의 당질이 들어 있는 것이다.

설탕이 그렇게 많이 들어 있으면 너무 달아서 못 마실 것 같지만 차게 식히면 단맛을 잘 느끼지 못하기 때문에 벌컥벌컥 들이키게 된다. 심지어 스포츠음료 중에도 당분이 포함된 것이 많다.

게다가 청량음료에 들어 있는 당질은 미리 물에 녹여 두었기 때문에 흡수가 빠르다는 특징이 있다. 그래서 청량음료를 벌컥벌컥 마시고 나면 혈당치가 급상승한다. 당뇨병 환자는 고혈당 때문에 자주 갈증을 느끼는데, 그때마다 단맛이 나는 청량음료를 마시는 악순환에 빠져 병이 악화되는 경우도 종종 있다. 이를 일명 '페트병 증후군'이라고도 한다.

과즙음료는 건강에 좋다고 생각하기 쉽지만 과일에는 과당이나 포도당 같은 당질이 듬뿍 들어 있다. 과일을 생으로 먹을 때는 한꺼번에 그만큼 많이 먹지 못하는데다 당질 흡수를 완화하는 식이섬유도 같이 섭취하게 되지만, 과즙음료를 마시면 대량의 당질이 곧바로 체내에 흡수되어 혈당치가 급격히 올라가게 된다.

특히 음료 중에서 간과해서는 안 될 것이 우유다.

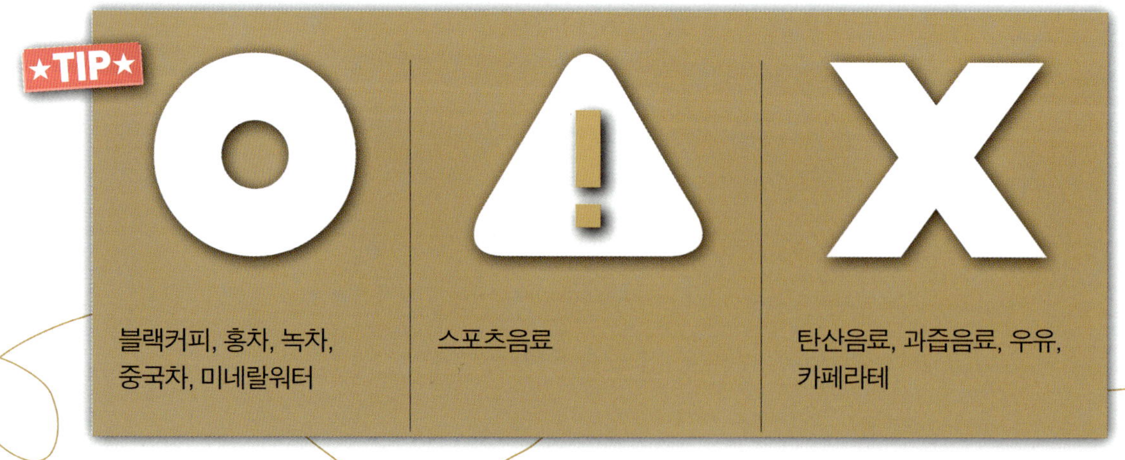

우유는 청량음료처럼 달지는 않지만 '유당'이라는 당질이 많이 들어 있는 음료다. 우유 한 컵(200cc)에는 대략 10g 가까운 당질이 들어 있으며, 농후 타입이나 저지방 타입의 경우에는 함유량이 더 많다.

카페라테처럼 우유를 사용한 음료 역시 마찬가지다. 두유의 당질 함유량은 우유의 절반 정도이니 우유 대신 두유를 쓴 소이라테를 선택하여 당질 섭취를 줄이자.

유제품은 양질의 단백질, 지질, 칼슘을 공급해 주지만 우유보다 당질이 적은 플레인 요구르트나 치즈로도 이러한 영양소를 보충할 수 있다.

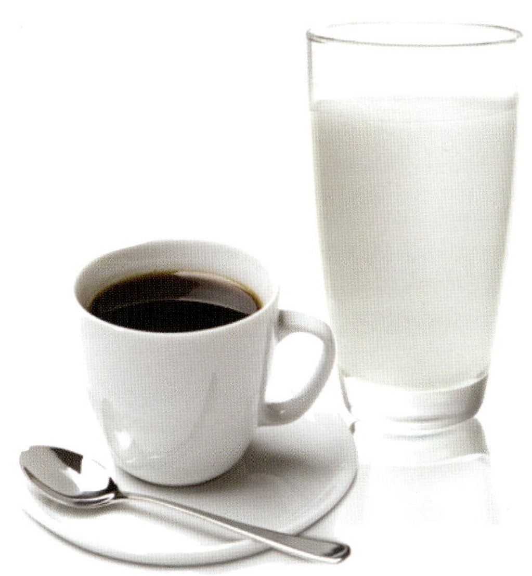

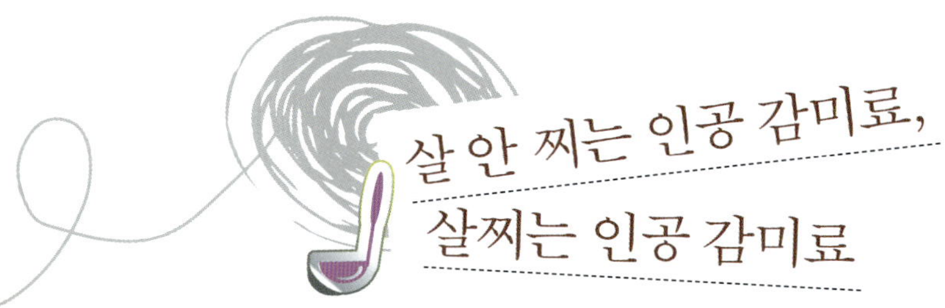

살 안 찌는 인공 감미료,
살찌는 인공 감미료

설탕, 과당, 맥아당, 벌꿀, 메이플시럽 등은 식물 또는 식품의 감미 성분을 추출하여 정제한 천연 감미료다. 이 중 '설탕'과 '자당'을 헷갈리는 경우가 많은데, 자당을 주성분으로 만든 감미료가 설탕이다.

하지만 요즘은 이런 천연 감미료 대신에 인공 감미료가 많이 쓰인다.

인공감미료는 '합성 감미료'와 '당알코올'로 나뉘는데, 그중 당질제한식에서 먹어도 되는 인공 감미료와 피해야 할 인공 감미료가 무엇인지 알아보자.

예전에 '둘신(Dulcin)', '시클라메이트(Cyclamate)' 등이 발암 성분 때문에 사용이 금지되었던 일도 있어서 합성 감미료는 건강에 좋지 않다는 이미지가 있다. 사실 미국 FDA(식품·의약품 관리부처)에서 인정한 합성 감미료는 다섯 가지(아세설팜칼륨Acesulfame K, 아스파탐Aspartame, 네오탐 Neotame, 수크로스Sucrose, 사카린Saccharin)뿐이다. 이들은 칼로리도 당질

도 없는 반면 사용 총량이 법으로 정해져 있어 사용하는 데에 한계가
있다.

요즘 인기를 끄는 제로칼로리 콜라나 커피 음료에도 이 아세설팜칼
륨, 아스파탐이 종종 쓰인다. 페트병 한 병 정도라면 문제없겠지만 사
용량을 규제하는 감미료이므로 많이 섭취하지 않는 편이 좋다.

당질제한식에서 먹어도 좋은 인공 감미료는 위에서 말한 합성 감미
료가 아닌 당알코올이다. 당알코올은 합성 감미료보다 훨씬 안전하다.
UN의 FAO(식량농업기구)나 WHO(세계보건기구)가 그 안전성을 보증할
정도다.

천연 재료를 이용하여 합성된 당알코올에는 '자일리톨(Xylitol)', '소비
톨(Sorbitol)', '에리스리톨(Erythritol)', '말티톨(Maltitol)', '락티톨(Lactitol)' 등
이 있다.

자일리톨은 채소와 과일, 소르비톨은 말린 자두(프룬), 견과류, 사과,
그리고 에리스리톨은 과일과 꽃꿀의 천연 성분을 인위적으로 합성하여
만든 것이다. 또 말티톨은 맥아당, 락티톨은 유당을 이용하여 만든다.

당알코올 중에서도 강력히 추천하는 것은 에리스리톨이다. 에리스
리톨은 체내에 들어와도 대사가 일어나지 않으므로 칼로리와 당질이

전혀 없기 때문이다.

자일리톨, 소르비톨, 말티톨은 소화 흡수가 잘 안 되기 때문에 혈당치는 같은 양의 설탕을 먹었을 때의 절반 수준이다. 다만 소화가 잘 안 되므로 대량으로 섭취하면 설사를 하게 된다.

식품이나 음료의 영양 성분 표시에는 감미료의 종류가 기재되어 있으니 구입하기 전에 어떤 감미료가 들어있는지 확실히 확인하기 바란다.

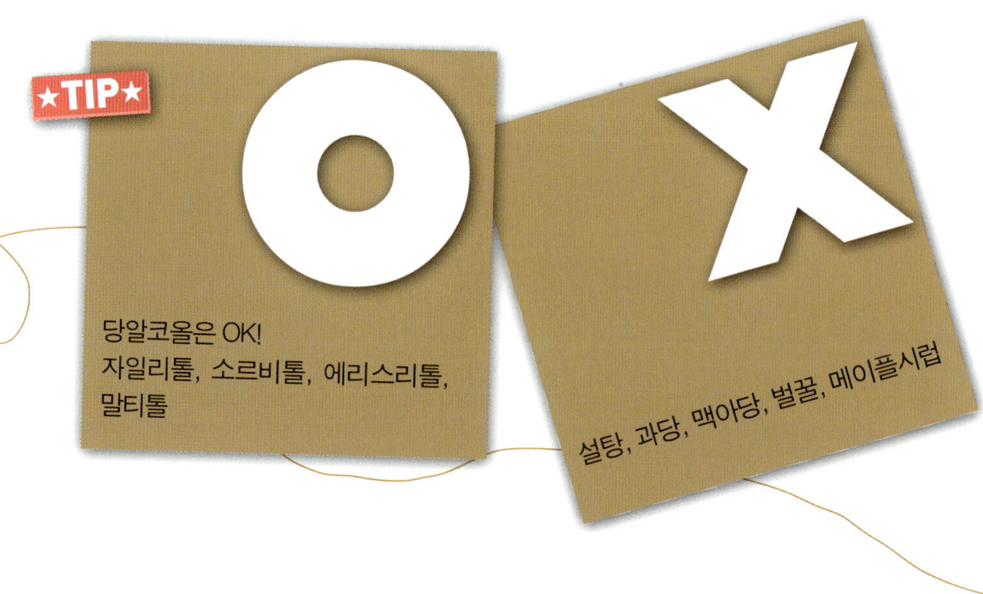

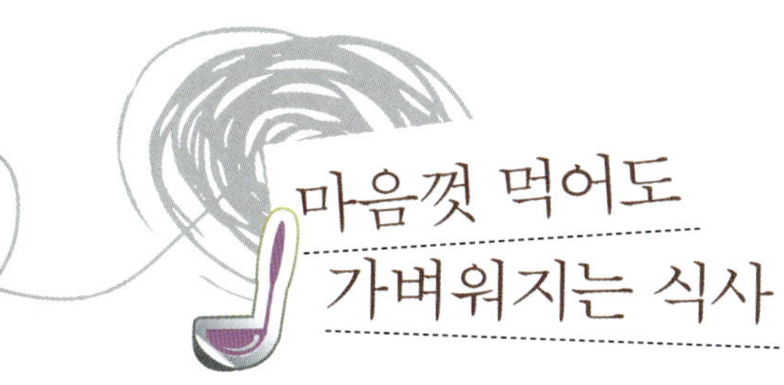

마음껏 먹어도
가벼워지는 식사

지금까지 당질을 줄이는 요령을 배웠다. 이번에는 주 반찬, 보조 반찬, 국, 간식 먹는 법을 알아보자.

주식을 먹지 않는 당질제한식에서는 주 반찬과 보조 반찬으로 배를 채운다.

주 반찬은 대부분 육류, 어패류, 대두식품, 달걀처럼 당질이 거의 없는 재료를 쓰므로 안심하고 먹어도 된다. 질 좋은 지질과 단백질의 공급원인 육류와 어패류 같은 동물성 식품, 두부나 낫토 같은 대두와 식물성 재료를 잘 조리하여 끼니마다 한두 품목씩 섭취하자.

자칫 육류를 지나치게 많이 먹을지도 모른다고 염려하는 이도 있지만 상식적인 양이라면 걱정하지 않아도 된다. 2007년 '세계 암 연구기금'의 보고에 의하면 소, 돼지, 양 등의 살코기를 한 주에 500g 이내로 먹으면 암 발병 위험성이 낮아진다고 한다.

고기나 생선은 간단하게 구워 먹으면 맛도 좋고 당질 제한에도 최적이다. 그러나 매번 똑같은 구이만 먹으면 질리게 마련이다. 못 먹는 것이 많아질수록 식탁도 썰렁해져서 식이요법을 지속하기 어렵게 된다. 그러니 당질제한식을 무리 없이 계속하려면 가끔은 튀겨 먹는 등 조리법을 달리하는 것도 좋다.

튀김옷을 튀김가루로 해서 튀길 경우 1인분에 약 5g, 밀가루 반죽으로 튀김옷을 입힐 경우는 1인분에 약 20g의 밀가루가 포함된다. 당질로 환산하면 각각 3.6g과 14g으로 너무 많이 먹지만 않으면 허용되는 범위다. 튀김옷을 얇게 하거나 아예 재료만 튀기면 더 좋다. 또 튀김에 소스를 뿌릴 때는 양을 최소한으로 줄이자.

어패류나 닭고기 데리야키(간장 소스 구이), 조림을 만들 때도 당질이 많은 미림과 설탕을 최소한으로 줄인다면 별 문제가 없다.

보조 반찬과 국물 섭취 시 주의할 점

보조 반찬은 채소, 버섯류, 해조류 등을 끼니마다 골고루 한두 품목씩 먹는다. 생으로 먹어도 좋고 볶음이나 조림을 해도 좋으니 좋아하

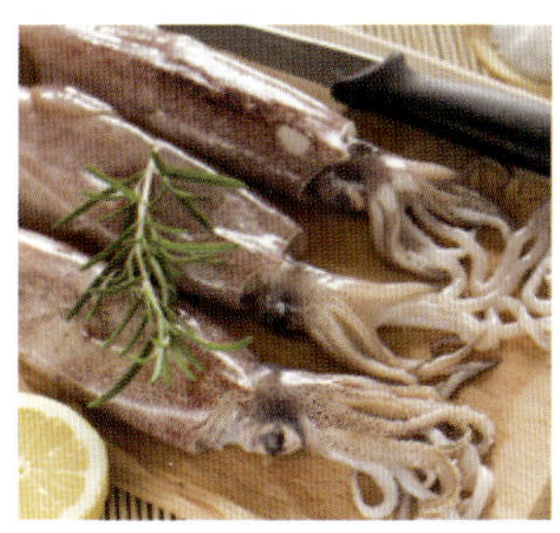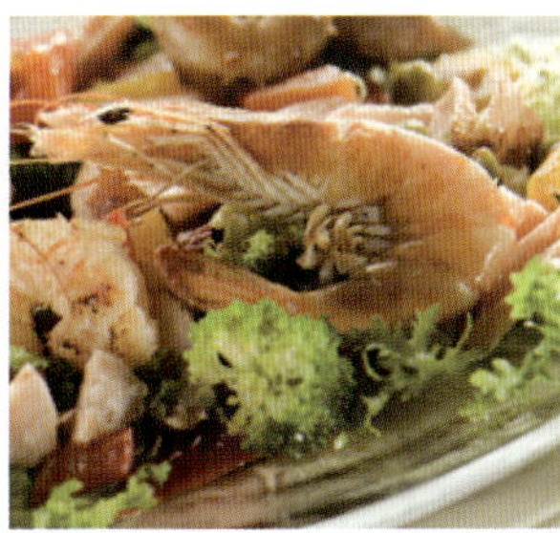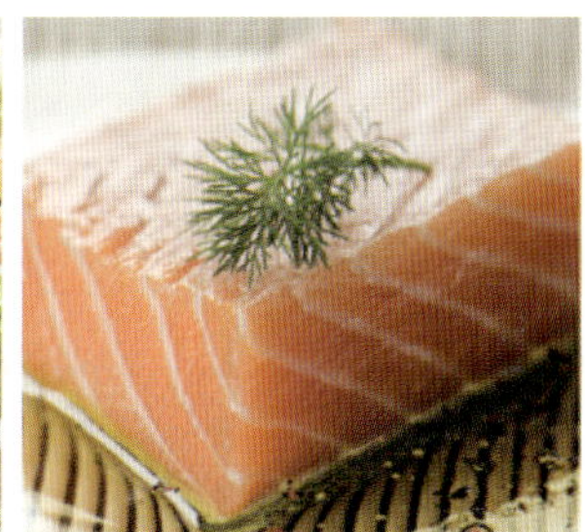

는 조리법을 선택하면 된다.

샐러드를 만들 때에는 당질이 많은 드레싱을 피하고 당질이 없는 마요네즈를 쓰자.

채소는 대체로 당질이 적으니 마음껏 먹어도 된다.

시금치나 비타민 등의 잎채소, 브로콜리, 콜리플라워, 피망, 토마토, 양상추, 양배추, 배추, 무, 양파 등을 적극적으로 활용하여 제철 음식을 즐기자. 양파 200g짜리 한 개에는 당질이 14g도 넘을 만큼 상당한 양이 들어 있으나 4분의 1개 정도를 볶음에 쓰는 것은 무방하다.

그러나 채소 중에도 가끔 당질이 많은 것이 있으니 주의해야 한다. 예를 들어 호박, 연근, 당근, 백합 뿌리(일본에서는 마늘같이 생긴 백합 뿌리를 반찬으로 자주 먹는다), 누에콩(잠두), 쇠귀나물(자고), 겨자무(호스래

디시) 등이 이에 해당한다.

호박은 사방 5㎝에 8.6g, 연근은 조림 1회분(30g)에 4g 이상의 당질이 포함되어 있다. 그러나 당근은 조림 1회분(30g)에 당질이 약 2g이 들어 있으므로 그다지 신경 쓰지 않아도 된다. 하지만 당근을 주스로 만들어 한꺼번에 많이 마시는 것은 좋지 않다.

버섯류와 해조류는 일반적으로 당질과 칼로리가 낮아 마음껏 먹어도 되지만 다시마는 예외다. 다시마 100g에는 당질이 30g이나 들어 있다. 육수를 만들 때 쓴다면 감칠맛 성분인 아미노산이 우러나는 것뿐

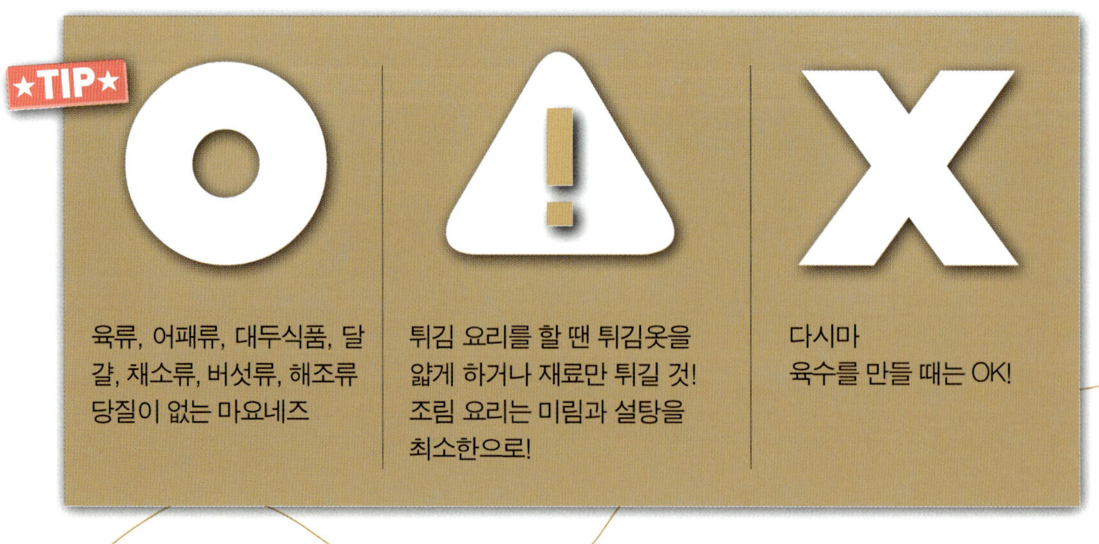

이니 걱정하지 않아도 된다. 그러나 다시마 말이나 다시마 오징어 절임 등의 요리로 다시마 자체를 많이 먹지는 말자.

식사의 부드러운 목 넘김을 위해서는 국물도 중요하다. 채소나 버섯류, 해조류 같은 건더기가 많은 국은 식사의 영양 균형을 맞추는 데에도 큰 도움이 된다.

서양식 수프 중에서는 콩소메, 어패류 맛을 살린 차우더수프(어패류와 채소로 만든 걸쭉한 수프)나 부야베스(다양한 생선과 채소, 올리브유로 끓인 지중해식 수프), 미네스트로네(이탈리아식 채소수프) 등이 좋다. 하지만 전분질로 끈기를 낸 포타주(걸쭉하고 불투명한 프랑스식 수프)나 빵과 다량의 양파를 넣은 어니언 그라탱수프(볶은 양파에 육수를 붓고 빵과 치즈를 얹어 오븐에 가열한 수프)는 피하는 것이 좋다.

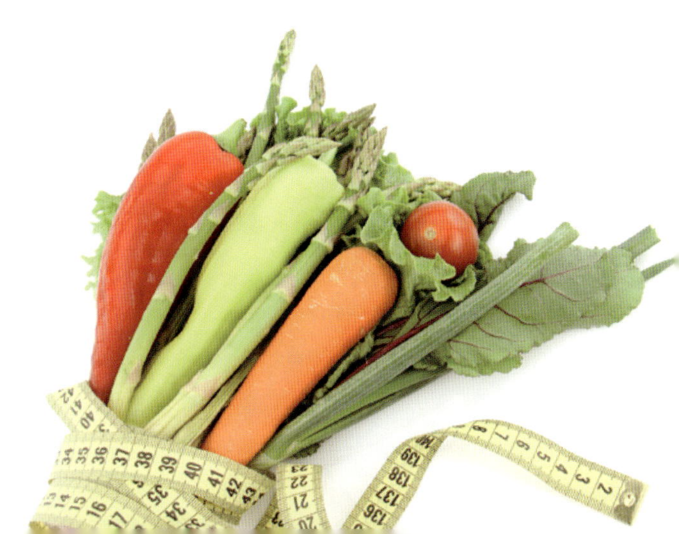

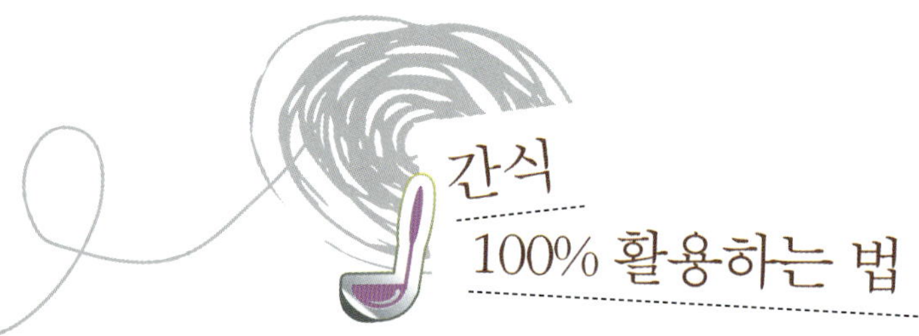

간식 100% 활용하는 법

당질제한식에서는 간식도 허용된다. 공복감이 심해지고 입이 심심할 때 간식으로 배와 마음을 안정시키는 것도 괜찮다.

간식을 허용한다고는 하지만 혈당치를 올리는 당질 식품인 케이크, 푸딩 등 양과자나 양갱 등은 모두 금지다. 물론 아이스크림, 초콜릿도 마찬가지다.

달지 않은 스낵류나 구운 과자도 안 된다. 스낵류나 구운 과자는 대부분 밀가루, 옥수수 같은 곡물 전분을 많이 함유하고 있기 때문이다. 센베이나 말린 찰떡 같은 쌀 과자도 금지다.

간식으로 추천할 만한 것은 양질의 지질, 단백질, 미네랄을 함유한 치즈와 나초류다. 술안주 역시 조개관자나 정어리 말린 것, 닭가슴살 훈제처럼 당질이 적고 고단백질인 것을 추천한다.

과일도 소량이라면 괜찮지만 아보카도를 제외한 대부분의 과일에는

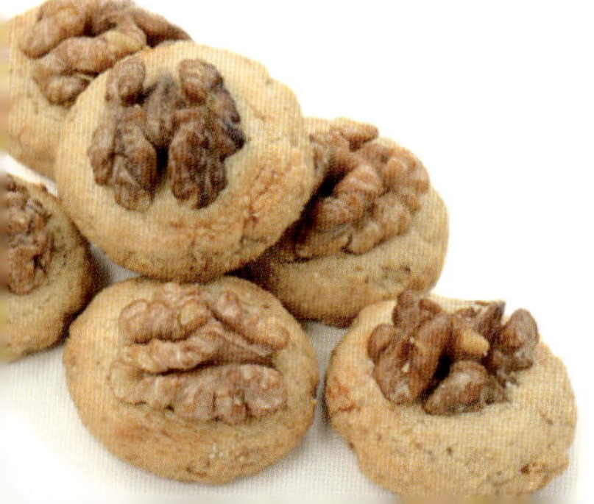

당질이 많으므로 많이 먹는 것은 금지다. 나 역시 명절 때 과일 먹을 일이 많았는데, '자주 먹는 것도 아닌데 괜찮겠지.' 하고 먹어댔다가 금세 2kg이나 불었던 괴로운 기억이 있다.

딸기는 다섯 개(당질 약 5.3g), 사과는 4분의 1개(당질 약 6.5g), 키위는 2분의 1개(당질 약 6.6g) 정도가 허용 범위다.

말린 과일이나 달콤한 시럽이 듬뿍 든 통조림은 무조건 피해야 한다. 말린 과일은 수분이 빠지면서 당도가 높아진 상태인 것을 알면서도 방심하고 많이 먹을 때가 많으니 주의하자.

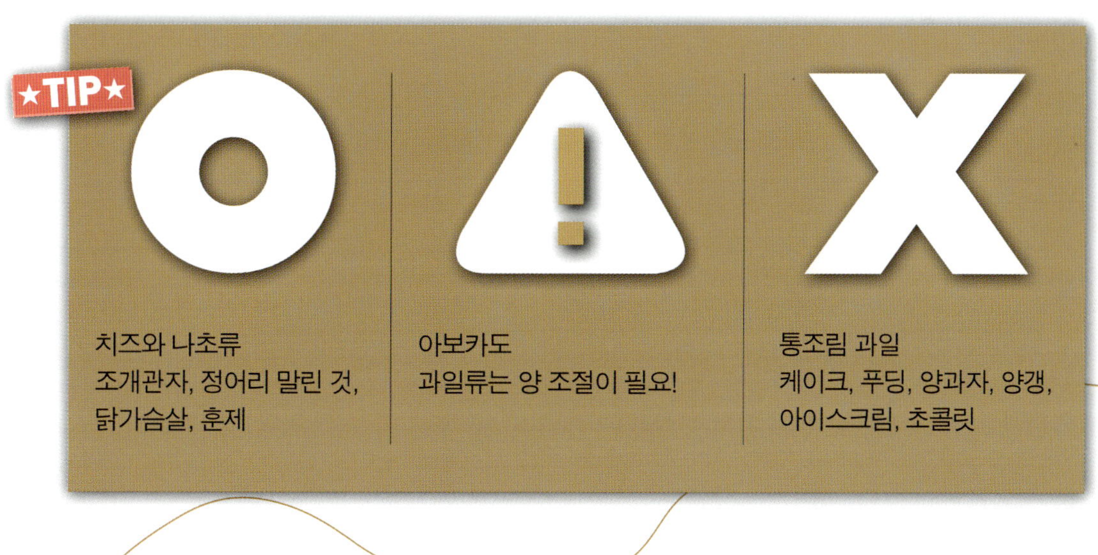

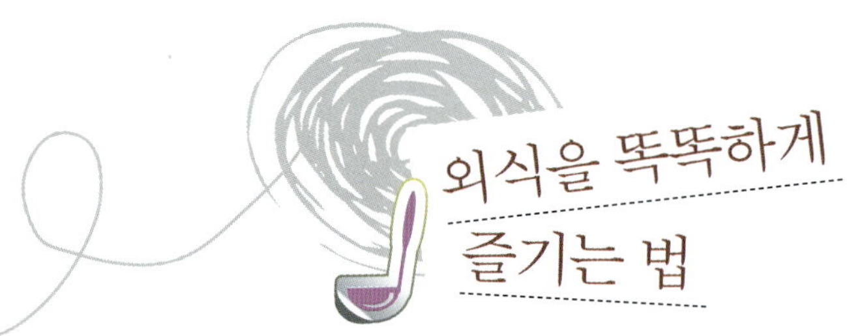

외식을 똑똑하게 즐기는 법

당질제한식을 실천할 때 아침은 대부분 집에서 해결하므로 큰 문제가 없다. 문제는 점심이나 저녁을 밖에서 먹는 경우다. 하지만 조금만 신경을 쓰면 당질 섭취를 줄일 수 있다.

스탠더드 당질제한식이나 쁘띠 당질제한식을 할 경우에는 점심때 주식을 먹는다. 최근에는 현미나 통밀 빵같이 정제도가 낮고 혈당치를 급격히 올리지 않는 주식을 제공하는 식당이 점점 많아지는 추세이니 그런 식당을 잘 찾아가도록 한다. 그래도 주식은 소량만 섭취하는 것이 기본이다.

슈퍼 당질제한식에서는 점심도 저녁도 주식을 먹지 않는다. 점심에는 백반을 먹으러 가는 경우가 많은데, 그럴 때는 처음부터 '밥은 주지 않으셔도 됩니다.'하고 말해 두는 것이 좋다. 그 대신 연두부나 나물 무침 등을 추가로 주문한다. 단골집을 정해 놓으면 일일이 주문하지 않아도 밥을 제외한 백반을 먹을 수 있다.

당질을 제한하는 사람에게 강력히 추천하는 메뉴는 어묵 전골이다. 달걀, 무, 실곤약, 전갱이, 정어리 경단 등을 건더기로 잘 골라 넣으면 당질 섭취를 줄일 수 있다.

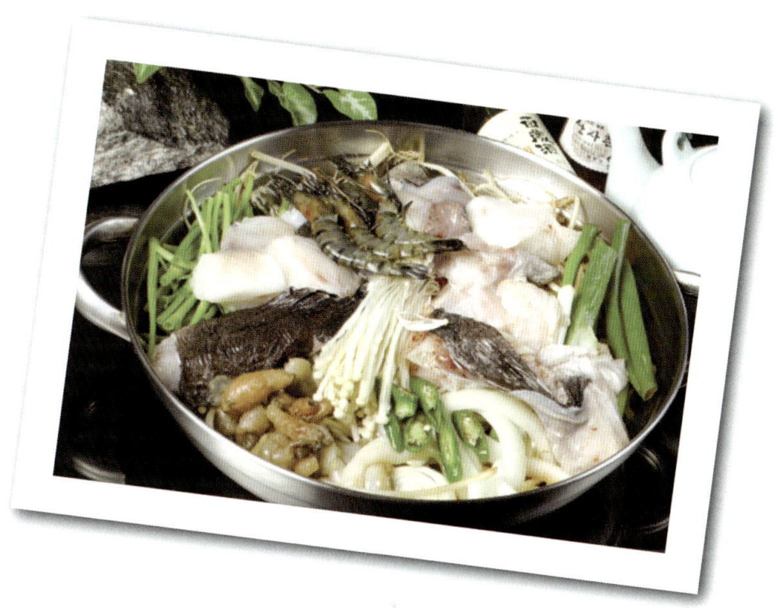

그러나 어묵 전골에 들어가는 어묵 종류에도 주의를 기울여야 한다. 으깬 생선살로 만든 각종 어묵은 고단백, 저지방의 건강식품이지만 가공과정에서 접착력을 높이려고 전분을 많이 사용하는 것도 있기 때문이다.

단품으로 요리를 주문할 수 있는 패밀리 레스토랑은 당질 제한을 하는 사람에게 무척 편리하다. 스테이크에 곁들여 나오는 감자, 당근, 옥수수는 먹지 말고 샐러드 바의 잎채소 등으로 모자라는 양을 보충하자.

삶은 달걀, 소시지, 튀김, 닭가슴살 샐러드, 해조 샐러드, 익힌 채소

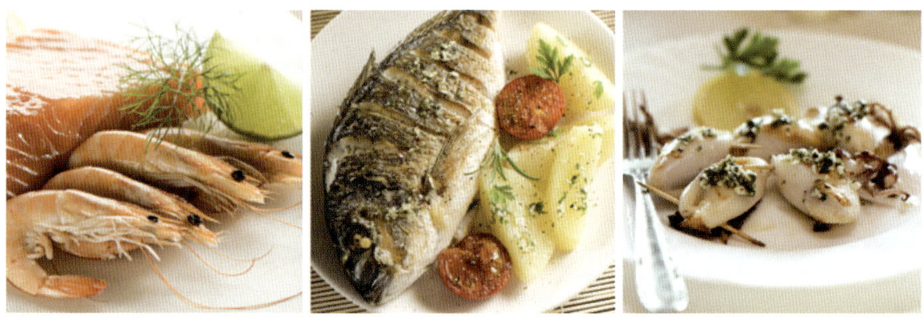

를 버무린 따뜻한 샐러드 등 다채롭게 있는데 그중 감자 샐러드, 옥수

수 샐러드, 마카로니 샐러드처럼 당질이 많은 것은 피하자.

디저트로는 치즈나 나초, 무가당 플레인 요구르트 등도 괜찮다.

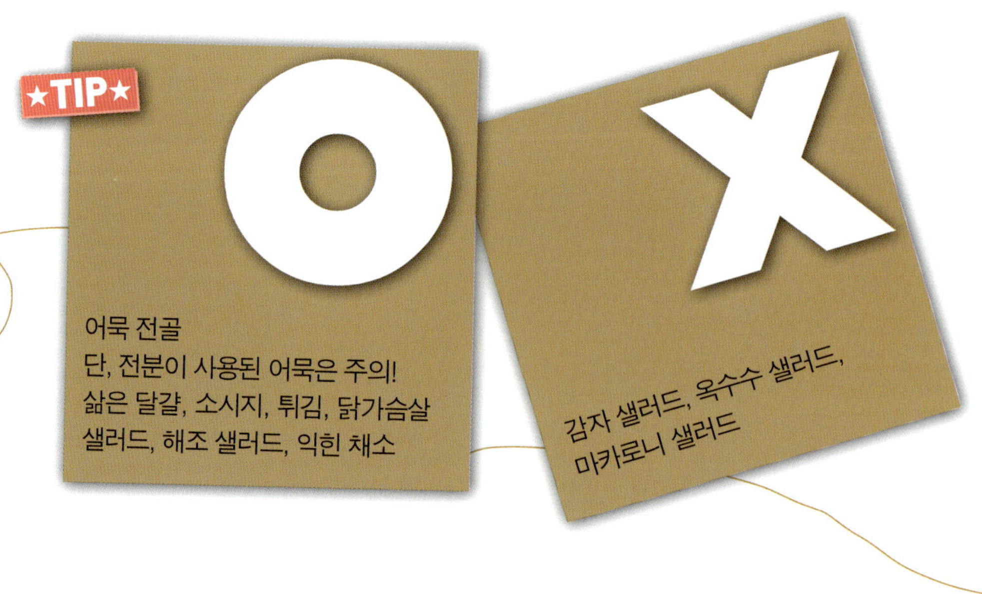

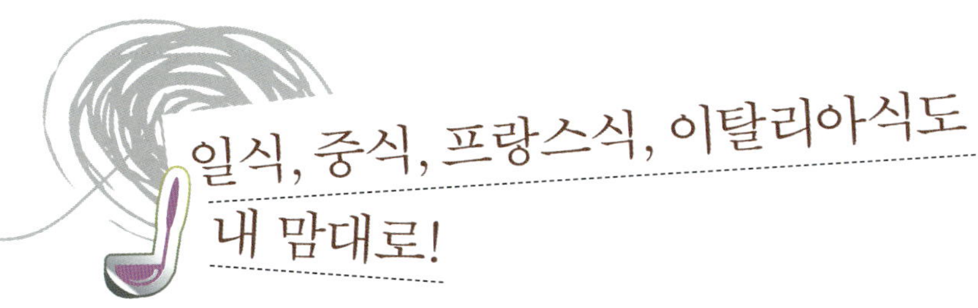

일식, 중식, 프랑스식, 이탈리아식도
내 맘대로!

　세계 각국의 요리를 즐길 때도 요리의 당질 제한 포인트를 짚고 넘어갈 필요가 있다.

　먼저 일식을 살펴보자.

　초밥은 피해야 한다. 초밥에 들어 있는 밥은 혈당치를 올리는 흰 밥에 식초와 설탕을 넣어 만든다. 밥과 설탕이 함께 들어가 있으므로 식후에 혈당치가 급상승한다. 특히 회를 밥 위에 올린 회덮밥은 한 그릇에 설탕이 10g이나 들어간다.

　'초밥=저칼로리'라며 건강한 음식으로 생각하는 경향이 있지만, 사실은 비만인 사람과 당뇨병 환자가 가장 피해야 할 요리다.

　밥, 면, 빵 등 주식과 감자류를 제외하면 원래 일식은 재료 본연의 맛을 끌어내는 것을 중시하므로 당질제한식에도 유익하다. 그러나 현실적으로 보았을 때는 대부분의 일식당에서 설탕을 대량으로 사용하므

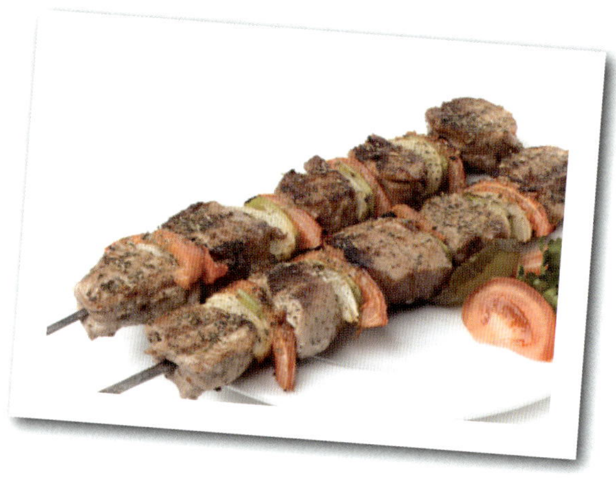

로 주의해야 한다. 단, 미림을 넣은 조림이나 데리야키는 소량만 먹도록 한다.

기분 전환을 하기 위해 친구들과 술을 마실 때는 일식 선술집이나 꼬치구이집를 추천한다.

이곳에는 주로 회, 두부, 각종 샐러드, 육류 및 어패류 구이, 튀김 등이 다양하게 준비되어 있고 그 중에는 당질이 적은 메뉴도 많다. 물론 술은 당질이 없는 소주 등의 증류주를 선택하자.

꼬치구이는 양념을 바르지 않고 소금만 뿌려 구우면 당질을 거의 섭취하지 않을 수 있다. 철판구이집이나 고깃집 역시 당질 걱정 없이 즐길 만한 곳이지만, 고깃집 중에는 미리 달콤한 양념에 재워 놓은 고기를 구워 주는 곳도 있으니 그 점만 주의하면 된다.

중국 요리 중에서는 볶음밥, 대잎밥(대나무 잎에 싸서 찐 밥), 누룽지 등의 밥류, 라면, 볶음면 등의 면류를 우선 피한다. 만두나 슈마이, 춘권 등 밀가루피를 쓴 요리도 조심한다. 한두 개 집어먹는 정도는 괜찮지만 1인분을 전부 먹어치우지 않도록 주의하자.

고급 요리의 대명사인 북경 오리 역시 조심해야 할 메뉴다. 이 요리는 바삭하게 구운 오리고기를 밀가루를 구워 만든 얇은 떡에 싸서 달콤한 첨면장(달콤한 중국 된장)에 찍어 먹는 음식으로 당질이 매우 많다.

중국 요리 중에는 팔보채, 칠리 새우, 탕수육처럼 물에 푼 녹말가루로 끈기를 내고 설탕을 쓴 요리가 많다. 이 끈기의 정체는 다름 아닌 전분이다. 또 굴 소스에는 설탕이 많이 들어가니 굴 소스 볶음도 주의하자.

이런 것들 대신 방방지(닭고기를 이용한 중국요리), 마파두부, 소금으로 볶은 채소나 어패류, 돼지고기 육수조림 등을 택하면 비교적 당질 섭취를 줄일 수 있다.

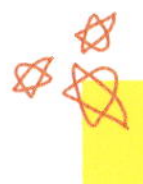

이탈리아 요리와 프랑스 요리도 즐길 수 있다

보통 다이어트를 할 때는 이탈리아 요리나 프랑스 요리를 피해야 하지만 당질제한식에서는 몇 가지 포인트만 피해 가면 둘 다 충분히 즐길 수 있다.

이탈리아 요리는 기본적으로 빵, 파스타, 피자, 리소토, 디저트를 건너뛰고 안티파스토(전채)와 세컨드피아트(메인)만 먹는다. 하지만 애피타이저 중에서도 라이스크로켓(아란치니), 인살라타 디 리조(쌀 샐러드)는 피해야 한다.

이탈리아 요리는 지방색이 풍부한데, 남부 요리 중에서는 어패류, 토마토, 올리브유를, 북부 요리 중에서는 육류와 유제품을 활용한 요리를 즐기면 된다.

전채로는 생 햄이나 소시지, 고기 또는 생선 카르파초(슬라이스), 토마토와 모차렐라 치즈로 만든 카프레제 샐러드 등을 추천한다. 또 메인으로는 어패류 조림인 아쿠아파차, 새우와 오징어 프리토(프라이), 밀라노풍 커틀릿, 닭고기를 조린 카차토라, 송아지 정강이 고기를 뼈째 조린 오소부코 등을 추천한다.

다음으로 프랑스 요리를 살펴보자.

프랑스 요리는 의외로 빵과 디저트만 빼면 기본적으로 모두 먹어도 된다. 버터 등의 유제품을 많이 쓰는 프렌치는 체중 감량을 위해 피해야 할 대표적인 요리로 알려져 있지만 의외로 당질이 적은 메뉴가 많기 때문이다.

프랑스 요리도 이탈리아 요리처럼 지방색이 풍부한데, 그 중 당질이 적은 몇몇 대표적인 요리를 알아두자.

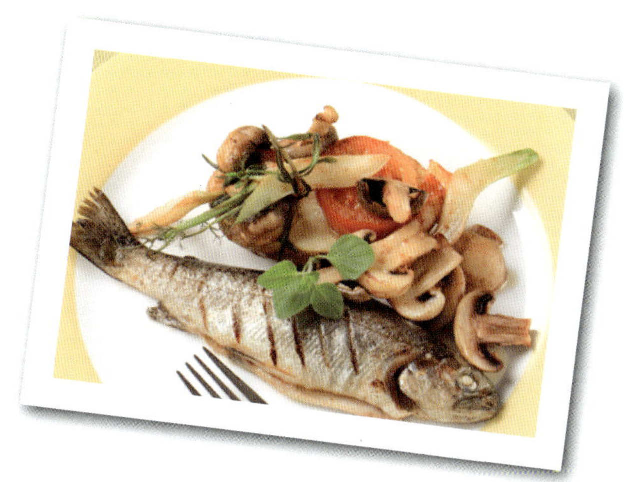

앙트레(전채)로는 어패류와 채소를 활용한 칵테일 또는 무스, 푸아그라 소테, 시골풍 고기 테린(재료를 잘게 갈아 찐 요리) 등이 좋다.

푸아송(생선요리)으로는 생선 푸알레(후라이팬 찜), 뫼니에르(버터구이), 향초 구이, 어패류 조림 부야베스(수프)가 대표적이다. 비안드(고기요리)로는 송아지나 새끼 양고기 그릴, 로스트, 스테이크에 적절한 소스를 뿌려 먹는다. 적포도주에 닭고기를 절여서 삶은 꼬꼬뱅, 소고기를 적포도주에 졸인 뵈프 브루기뇽은 특히 인기 있는 메뉴다.

하지만 프랑스 요리 중에서도 밀가루로 만든 파이말이구이(파이 속에 재료를 넣고 오븐에 구운 것), 밀가루를 다량으로 쓰는 화이트 소스 스튜나 그라탱 등은 피해야 한다. 뫼니에르도 밀가루를 쓰지만, 소량만 쓰는 튀김 같은 요리는 눈감아 줘도 괜찮다.

　이탈리아 요리와 프랑스 요리를 먹을 때 빠지지 않는 것이 포도주다. 포도주는 맥주나 청주와 같은 양조주로, 당질제한식에서는 원칙적으로 금지다. 백포도주는 한 잔(125㎖)에 1.2g, 적포도주는 같은 양에 0.9g 정도의 당질이 들어 있기 때문이다. 하지만 요리에 곁들이는 정도라면 적포도주 두세 잔 정도는 허용된다. 다만 달콤한 디저트 와인은 피해야 한다.

　레스토랑에서 빵이나 파스타를 거절하기 어려울 때는 살짝 거짓말하는 것도 편리하다. '전분 알레르기가 있어서 전분을 많이 먹으면 몸 상태가 안 좋아지니 빼 주십시오.'라고 예약할 때 미리 말해 놓으면 된다.

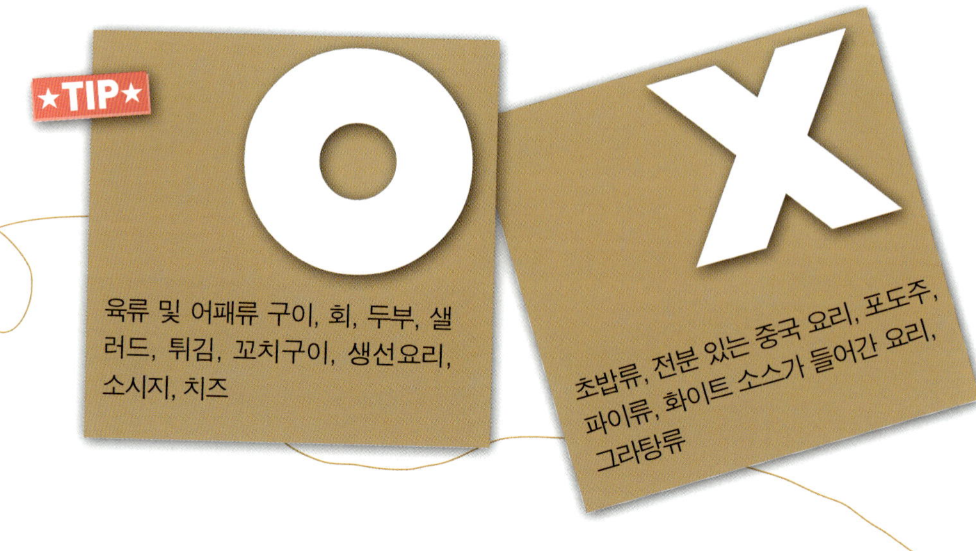

　사실 밀가루 같은 당질에 알레르기 반응을 일으키는 사람이 의외로 많다. 최근에는 외식업계 전체가 알레르기에 진지하게 대응하고 있으므로 이렇게 말해 두면 서로 기분 상하지 않고 식사를 즐길 수 있다. 당질 과다 섭취가 몸에 해로운 것은 사실이니 이 정도의 거짓말은 괜찮지 않을까?

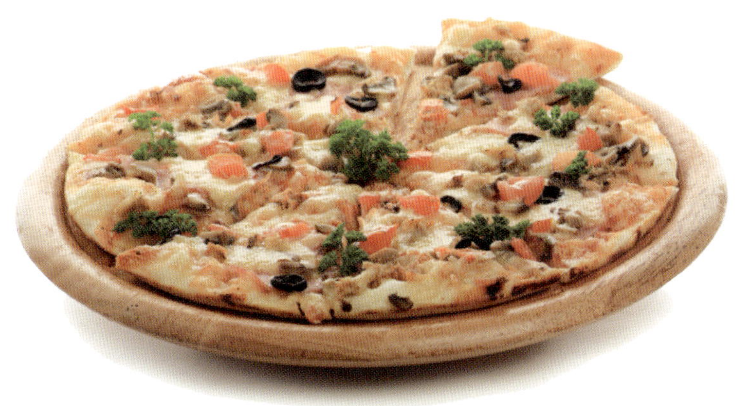

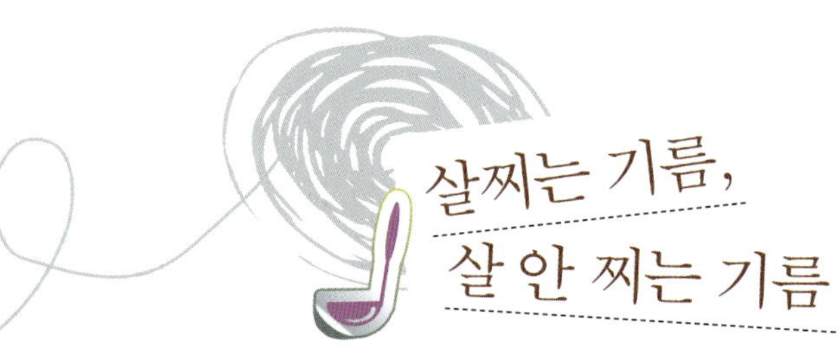

살찌는 기름,
살 안 찌는 기름

당질제한식을 하며 당질 섭취를 줄이면 지질을 효율적으로 활용할 수 있게 체질이 바뀐다. 지질은 체내에서 세포막이나 호르몬의 원료로 전환되므로 식사를 통해 확실히 섭취해야 한다. 하지만 지질에도 적극적으로 섭취해야 할 기름과 피해야 할 기름이 있으니 먼저 그 차이부터 이해하는 것이 중요하다.

식물유나 구운 생선에서 배어 나오는 기름처럼 상온에서 액체인 기름을 '유(油, Oil)', 소고기나 돼지고기의 비계처럼 고체인 기름을 '지(脂, Fat)'라 하며 이 둘을 합해 '유지'라 부르는데, 식사할 때 섭취하는 지질은 대부분이 유지다.

유지의 성질을 결정짓는 것은 전체 성분의 90%를 차지하는 지방산이다. 그리고 몸에 이로운 지방산으로는 액체인 오일(油)에 포함된 '올레인산', 'α-리놀렌산', 'EPA(에이코사펜타엔산)', 'DHA(도코사헥사엔산)'가 있다.

올리브유의 성분으로 알려진 올레인산에는 LDL 콜레스테롤 수치를 개선하는 기능이 있다. 올레인산은 일가 불포화지방산의 일종으로, 잘 산화되지 않는 특징이 있다.

α-리놀렌산은 체내에서 합성되지 않는 필수지방산의 일종으로 카놀라유, 들기름 등 식물유에 풍부하다.

EPA와 DHA는 정어리, 고등어, 꽁치, 참치 등의 생선에 많이 함유되어 있다. EPA와 DHA는 혈관 내에 혈전(핏덩어리)이 생기는 것을 방지하고 혈중 중성 지방이나 콜레스테롤의 농도를 낮춰 주므로 심장, 뇌, 혈관에 좋다고 한다.

EPA와 DHA는 α-리놀렌산으로 체내에서 합성되기는 하지만 필요한 양을 전부 만들기는 어려우므로 생선으로 섭취하는 편이 좋다.

조심해야 할 리놀레산과 트랜스지방산

반대로 조심해야 할 지방산은 '리놀레산'과 '트랜스지방산'이다.

리놀레산은 α-리놀렌산처럼 체내에서 합성되지 않으므로 식사로 섭

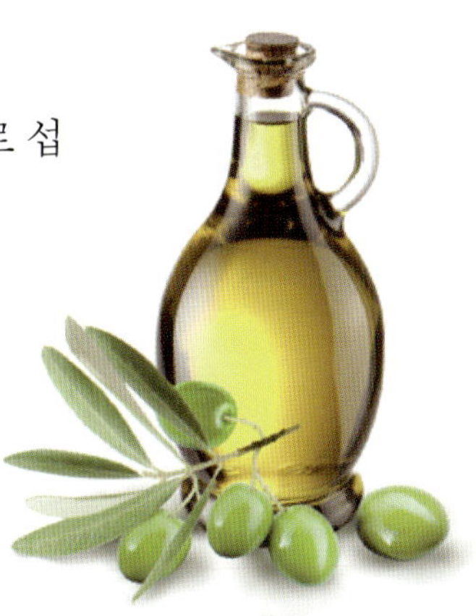

취해야 하는 필수 아미노산이다. 하지만 필요량은 하루 1~2g에 불과한데 현대인들은 그 10~20배 정도를 먹고 있다.

리놀레산이 과다하면 알레르기성 질환, 염증, 심장병, 뇌경색 등을 유발한다고 한다. 그러므로 리놀레산이 풍부한 콩기름, 옥수수유, 홍화유 등은 과다하게 섭취하지 않도록 하자.

지방산은 그 구조에 따라 시스(CIS)지방산과 트랜스지방산으로 분류된다. 동식물에서 만들어지는 자연적 지방산은 대부분 시스지방산이지만, 소고기 등 되새김 동물의 지방분과 우유, 버터, 치즈에는 소량의 트랜스지방산이 포함되어 있다.

그런데 인공적으로 만든 마가린 종류인 팻스프레드(지방 함유율이 낮은 마가린), 쇼트닝 등에는 '식용 식물 유지'와 '경화 유지'(수소를 첨가하여 고체로 만든 유지)가 사용된다. 상온에서 액체 상태인 유지를 고체로 만들기 위해 경화 유지를 배합한 것이 바로 마가린인데, 이렇게 경화 유지를 배합할 때 천연에는 존재하지 않는 트랜스지방산이 생겨난다.

바로 이 인공적인 트랜스지방산을 피해야 한다. 트랜스지방산은 염증 반응을 활성화시켜 혈관 내피를 손상시키므로 많이 섭취하면 기관지 천식, 알레르기성 비염, 아토피성 피부염 등 알레르기성 질환의 발병률을 높힌다는 보고 결과가 있다.

이 문제를 해결하기 위해 최근에는 인공적인 트랜스지방산이 거의 없는 마가린도 개발되고 있다. 한편, 트랜스지방산은 천연이든 인공이든 모두 위험하다는 주장도 있다. 이 주장이 맞다면 소기름과 버터, 치즈도 줄여야겠지만, 아직은 명확한 결론이 내려지지 않은 상태다.

원래 안전했던 지방산도 고온에서 가열하면 위험한 트랜스지방산이 된다. 그러므로 패스트푸드점에서 파는 감자튀김처럼 고온의 기름으로 튀긴 음식은 과식하지 않는 편이 좋다. 그렇지 않아도 감자튀김은 당질제한식에서 감자 전분이 풍부하기 때문에 피해야 할 음식이다.

서구에서는 인공적인 트랜스지방

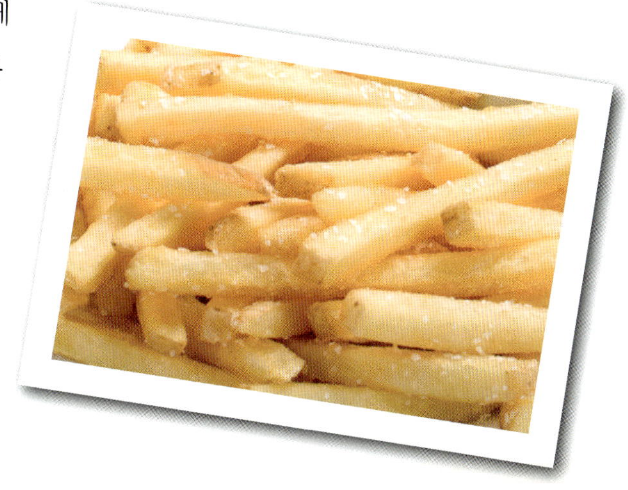

산에 대한 규제가 이미 정착되어 있다. 미국의 식사 지침은 트랜스지방산의 섭취를 하루 총에너지 섭취량의 1% 미만으로 권고한다. 미국에서는 2006년부터 가공식품의 트랜스지방산 함유량을 의무적으로 표시하도록 했다. 또 뉴욕 시는 2007년 7월 1일까지 시내 레스토랑이나 매점에서 판매하는 식품에 대해 트랜스지방산을 제한하거나 그 함유량을 표시하도록 하는 조치를 시행했다.

한편 일본 후생노동성은 일본인의 트랜스지방산 섭취량이 총에너지의 1% 미만이므로 문제가 없다는 입장이었다. 그러나 최근 세계적인 흐름을 이기지 못한 듯 소비자 관계 부처에서 트랜스지방산 정보 개시에 대한 가이드라인을 내놓았다. 심지어 대형 편의점 체인인 세븐일레븐은 트랜스지방산의 전폐를 목표로 내걸고 있다.

삼가야 할 기름이라 하면 고기 비계를 떠올리는 이들이 대부분일 것이다. 이렇듯 '고기 비계는 몸에 나쁘다.'고 믿는 사람이 많은데 과연 그럴까?

예를 들어 소고기의 주요한 지방산은 올리브유에도 포함되어 있는 올레인산이다. 이렇게 말하면 깜짝 놀라는 사람이 많겠지만 사실이다. 일본 지질영양학회에서는 심지어 '동물성 지방이 가장 안정적이다.'라

는 발표까지 했다. 또 적당한 동물성 지방 섭취는 심장병과 뇌졸중의

위험을 낮춘다는 보고 결과도 있다.

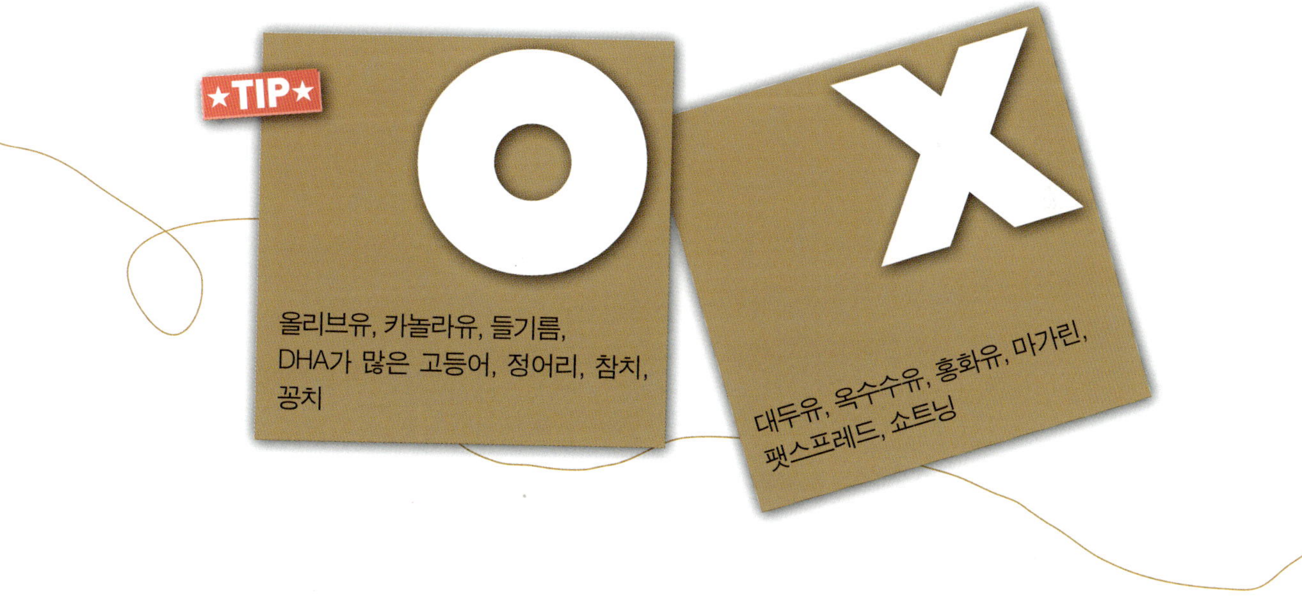

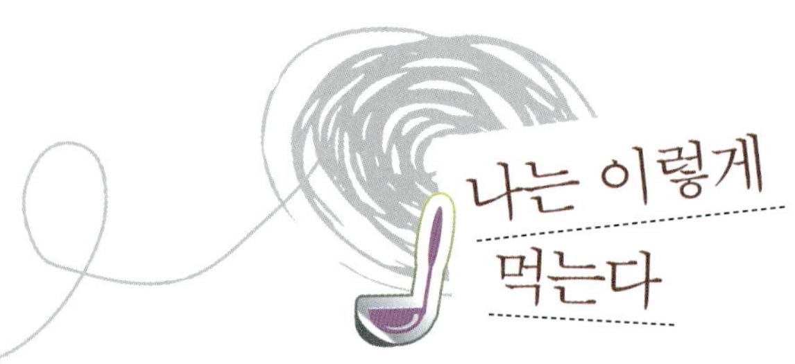

나는 지금도 슈퍼 당질제한식을 하고 있다.

예전에는 신장 167㎝, 체중 66kg에 배까지 불룩하게 나왔었지만, 당질 제한을 시작한 지 반년 만에 10kg이나 빠져서 학생 때 몸매로 돌아갔다. 그 후 당질 제한을 계속하고 있다.

그래서 이 장 마지막에는 현재의 내 식생활을 구체적으로 소개하려한다.

당질제한식을 시작하기 전부터 나는 20년 이상 하루 두 끼를 먹었다. 아침을 건너뛰고 점심과 저녁만 먹고 생활했던 것이다.

일반적으로 하루에 세 끼를 먹는 것이 좋다고 알려져 있지만 일본인은 예전부터 하루 두 끼를 먹었으며 세 끼가 된 것은 에도 시대(도쿠가와 막부가 지배했던 1603년부터 1837년까지를 말한다.) 이후의 일이다. 고된 육체노동을 하거나 직업적으로 운동하는 사람을 제외한 보통의 성인은 하루 두 끼로 충분하다고 생각한다.

아침을 거르는 것이 모든 병의 근원인 것처럼 말하지만, 과연 정말로 그럴까?

아침밥 먹는 것을 권장하는 사람들은 이렇게 말한다. '뇌의 에너지원은 포도당뿐이다. 그러므로 아침식사를 통해 당질을 보급하지 않으면 뇌가 제대로 기능하지 못한다.'라고 말이다.

그러나 지금까지 이 책을 읽은 독자라면 이 논리에는 아무 근거도 없다는 것을 이미 알아챘을 것이다.

뇌는 포도당 이외에도 지질 대사물인 케톤체 또한 에너지원으로 쓴다. 그리고 외부로부터 당질이 유입되지 않아도 체내에서 당 생성 시스템을 통해 포도당을 만들 수 있다. 따라서 저녁 식사를 끝낸 뒤 아침까지, 지질 분해로 만들어진 케톤체와 당 생성으로 만들어진 포도당이 뇌와 몸을 움직인다.

그러나 아침밥으로 당질을 섭취하는 순간, 혈당치가 상승하여 인슐린 추가 분비가 일어나고 케톤체를 만드는 지방 분해 과정과 당 생성 과정도 순식간에 정지된다. 지방 축적 모드로 돌입하고 마는 것이다.

최근에는 체내시계를 들어 아침밥의 중요성을 역설하는 사람도 있다. 그들이 주장하는 바는 이렇다.

사람을 비롯하여 지구에 사는 모든 생물에게는 지구의 자전으로 생기는 명암의 변화에 반응하는 시계, 즉 체내시계가 있다. 체내시계는 뇌의 중추 체내시계와 각 세포의 말단 체내시계로 나뉜다.

깜깜한 상태에서 체내시계의 주기는 대략 25시간이지만, 아침에 햇볕을 쬐면 망막에 들어온 빛의 자극이 뇌의 시교차상 핵(간뇌 시상하부의 시신경이 교차하는 시교차 위에 위치한 핵)이라는 곳에 전달되면서 체내시계가 한 시간 빨라진 24시간 주기로 재설정된다.

그런데 말단 세포까지는 빛의 자극이 전달되지 않아서 말단 세포를 재설정하려면 아침을 먹어야 한다. 식사를 했다는 신호가 말단까지 전해지면 중추와 말단의 시계가 합치되므로 에너지 대사의 리듬이 정돈된다. 하지만 아침을 거르면 중추와 말단의 체내시계가 어긋나서 에너지 대사가 흐트러지고 비만을 초래한다…….

그러나 이 이야기는 어딘가 이상하다.

중추와 말단의 체내시계는 사람뿐 아니라 모든 생물이 갖고 있다. 이 장치는 아주 옛날부터 있었을 텐데, 지상의 모든 생물이 행복하게도 아침마다 무언가 먹을 수 있었다는 뜻인가? 물론 그럴 리가 없다. 수렵에 의존하던 원시인들은 사냥에 성공하지 못하면 사흘이든 일주일이든 배를 곯는 일이 많지 않았을까?

아침에 일어나 그날 먹을 양식을 구하기 위해 활동하는 것이 동물 본연의 모습이다. 어디서든 쉽게 음식을 구할 수 있는 현대의 환경 덕분에 아침에 일어나 바로 식사를 할 수 있는 것일 뿐이다. 그것을 당연하게 여겨 '아침을 먹어야 뇌와 몸이 제대로 기능한다.'고 단정 짓는 것은 오류라고 생각한다.

당질 제한에는 전골 요리가 편리하다

이제 본론으로 돌아가자. 아침을 먹지 않으면 아침 시간에 여유가 생긴다. 그 시간에 나는 블로그를 갱신하거나 메일에 답장을 하며 시간을 효과적으로 활용한다.

병원에 나와서 오전 업무를 끝내면 입원환자들을 위해 다카오 병원에서 만든 당질제한식을 점심으로 먹는다. 이 책 뒷부분에 다카오 병원

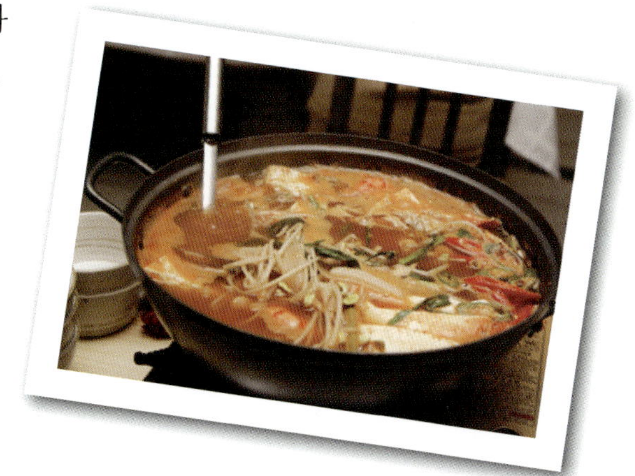

의 한 주간 당질제한식 레시피를 실었으니 참고하기 바란다.

점심 식사 후, 오후 업무를 끝내고 회식이 없는 날은 퇴근길에 직접 저녁 재료를 사가기도 한다.

나는 저녁으로 전골 요리를 먹을 때가 많다. 육수에 어패류와 채소를 삶아 먹거나 돼지고기나 소고기를 데쳐 먹기도 한다. 두유로 다양한 식재를 삶는 두유 전골도 의외로 자주 먹는다. 전골은 주 반찬과 보조 반찬을 한꺼번에 맛있게 먹을 수 있고 식기도 적게 사용하므로 뒷정리가 편해서 좋다.

전골이 싫증나면 생선구이와 채소 볶음, 닭 볶음이나 조림을 하는 날도 있다. 한 잔의 술을 곁들일 때는 오로지 소주만 마신다.

업무 관계로 회식이 있을 때는 일식당에 갈 일이 많다. 하지만 내가 당질제한식을 하고 있음을 단골집에 미리 말해 두었으므로 갈 때마다 주식 등을 비롯한 모든 요리를 당질이 없는 것으로 준비해 준다.

겨울이면 모처럼 기분을 내서 복어 요리를 먹기도 하는데, 마지막에는 복어죽을 만들어 먹을 때가 많다. 하지만 죽 한두 입 정도라면 당질 수치가 급상승할 염려는 없다.

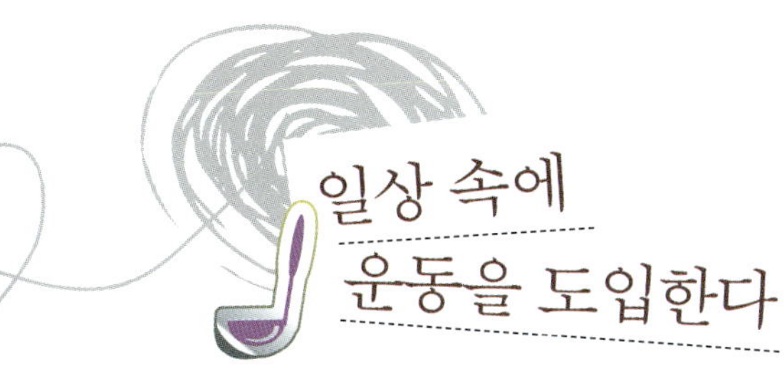

일상 속에 운동을 도입한다

나는 테니스가 취미지만 기껏해야 복식 경기를 한두 주에 한 번 하는 정도다. 그 외에는 특별한 운동을 하지 않는다.

그래도 유일하게 지속하는 것이 스쿼트(squat)이다. 스쿼트는 웨이트 트레이닝 중 하나로, 쉽게 말하자면 앉았다 일어나기를 하는 하체 강화 운동이다. 내가 이 운동을 택한 이유는 당질 제한을 위해서라기보다 나이를 먹으면서 쇠약해지는 다리와 허리를 강화하기 위해서다. 나는 이 운동을 아침에 일어나 10분 정도 한다.

운동이라고는 하지만 바벨이나 덤벨을 활용하여 본격적으로 하지는 않고 가볍게 무릎을 구부렸다 폈다를 반복하는 정도다. 그러나 몸에 확실히 배어서 횡단보도에서 신호를 기다릴 때에도 어느새 나도 모르게 앉았다 일어났다를 반복하고 있다.

운동으로 최소한의 근력과 유연성을 확보하는 것은 중요하지만 시간을 내서 체육관에 다니며 운동하기란 쉽지 않다. 운동이란 언제 어디서나 가볍게 할 수 있을수록 지속하기 쉽다고 생각한다.

운동이라고 하면, 단단히 각오하고 시간을 만든 후 머리부터 발끝까지 운동복으로 무장한 뒤 시작하려고 생각하기 쉽다. 그러나 사실은 내가 신호를 기다릴 때 하는 것 같은 '막간 운동'도 근육을 유지하고 쓸데없는 칼로리를 소비하게 해 주는 엄연한 운동이다.

일상생활에 운동을 도입한다면 '멧츠(metabolism-METS)'를 추천한다. 멧츠는 운동 강도를 나타내는 표시법으로 가만히 누워 있을 때를 1로 보고 에너지 대사가 몇 배인지를 나타내는 단위다. 멧츠가 커질수록 운동량과 소비 칼로리도 커진다. 집안일이든 스포츠든 멧츠가 같다면 소비 칼로리도 동일하다. 멧츠가 두 배라면 소비 칼로리도 두 배, 세 배라면 세 배다.

빨리 걷기(시속 6.0㎞)는 4멧츠이므로 도착지 바로 전 역에서 내려 걸어가는 습관을 들이면 통근과 통학이 곧 운동이 된다.

장보기와 요리 준비는 2.5멧츠, 바닥 쓸기는 3.3멧츠, 청소기 돌리기는 3.5멧츠, 욕실과 욕조 청소는 3.8멧츠, 요가나 스트레칭이 2.5멧츠이므로 집안일 역시 훌륭한 운동인 셈이다.

멧츠를 활용하면 운동을 통해 시간당 소비되는 칼로리를 쉽게 계산할 수 있다. '한 시간 소비 칼로리 = 멧츠×체중(kg)×1.05'이다. 따라서 체중 60kg인 사람이 3멧츠의 운동을 한다면 1시간에 189kcal = 3×60×1.05를 소비하게 된다.

강한 운동을 하면 혈당치를 상승시키는 글루카곤이나 카테콜아민 등의 호르몬이 분비될 우려가 있다. 그러므로 무리하게 운동하기보다 멧츠를 활용하여 일상생활 수준의 운동을 늘리는 편이 지속성과 효과 측면에서 좋다고 생각한다.

한 시간 소비 칼로리 = 멧츠×체중(kg)×1.05

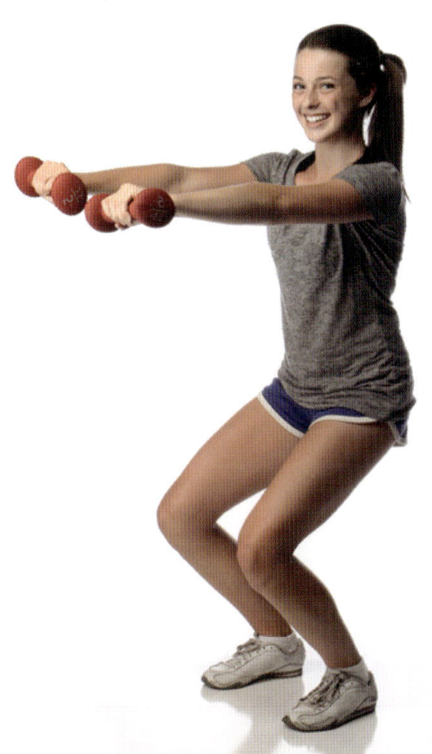

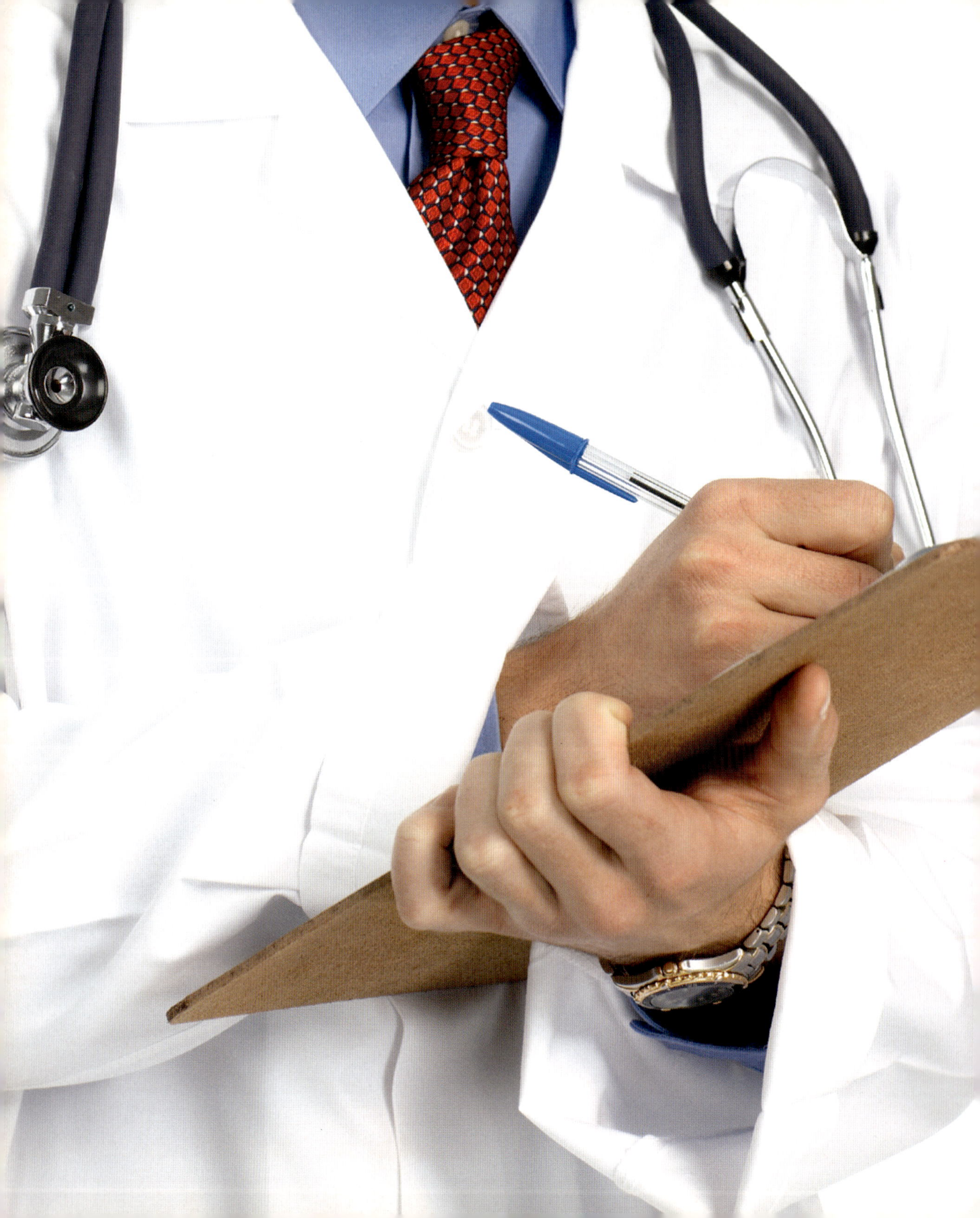

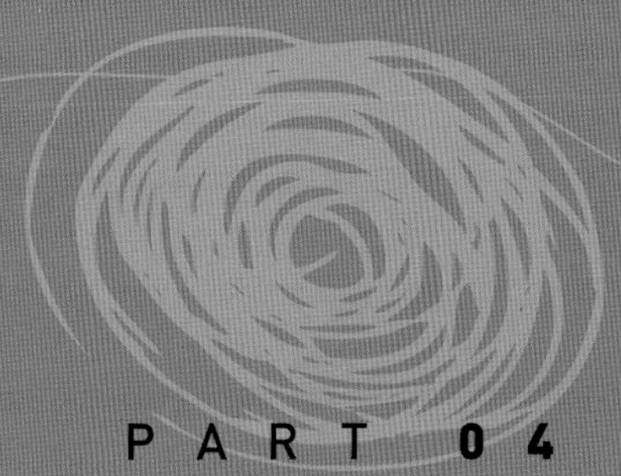

PART 04

코지 박사가 증명한
당질 다이어트의
의학적 근거

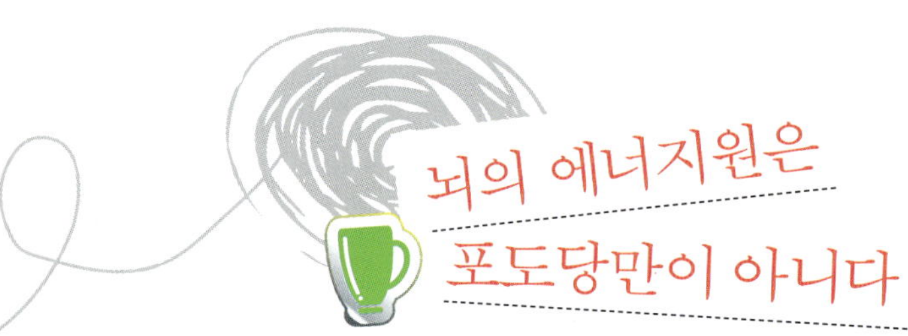

뇌의 에너지원은 포도당만이 아니다

앞에서도 말했지만, 당질을 제한한다고 해서 뇌의 기능이 둔해질까 걱정할 필요는 전혀 없다. 당질제한식은 뇌의 기능에 아무 해도 끼치지 않는다.

당질 제한 때문에 뇌의 기능이 둔해진다면, 2002년부터 9년간 슈퍼 당질제한식을 유지해 온 내 뇌의 기능은 이미 상당히 저하되었을 것이다. 하지만 다행히 그런 징후는 아직 없다.

'당질 제한 = 뇌 기능 저하'라는 도식은 두 가지 오해에서 비롯된다.

바로 '뇌는 포도당만 에너지원으로 이용한다.'와 '당질을 제한하면 포도당이 부족하여 저혈당에 빠진다.'는 오해다. 앞서 2장에서 언급한 바 있지만 중요한 부분이므로 다시 한 번 정리해 보자.

흔히 '뇌는 포도당만 에너지원으로 이용한다.'는 말을 듣게 된다. 하지만 이것은 틀린 말이다. 앞에서 말한 대로 권위 있는 생화학 교과서

《하퍼 생화학》에도 '뇌는 에너지 필요량의 20%를 케톤체로 조달할 수 있다.'고 쓰여 있다. 또 다른 저명한 생리학 교과서 《가이튼 임상생리학》 역시 캐나다 북부의 빙하 지대에 사는 에스키모를 예로 들어 이렇게 기술하고 있다.

'에스키모는 때때로 완전 지방식을 섭취하는데, 보통 때는 포도당만 에너지원으로 이용하던 뇌세포도 이때는 에너지의 50~70%를 지질대사의 산물인 케톤체로부터 얻는다.'

당질에는 전분, 설탕 등 다양한 종류가 있으나 일단 체내에 들어가면 모두 포도당으로 변하여 대사된다. 이때 혈액 속의 포도당을 혈당, 그 농도를 혈당치라 한다. 한편 케톤체는 간에서 지질이 변하여 만들어지는 물질이다. 이 케톤체 생성 과정은 당질 제한과 관계없이 모든 사람의 간에서 일상적으로 이루어지고 있다.

당질을 제한하면 당질 위주였던 에너지 대사가 지질 위주로 바뀌어 지질을 소비하기 쉬운 체질로 변한다. 그와 동시에 지질로 케톤체를 만드는 양도 늘어나 뇌에 풍부한 에너지가 공급된다.

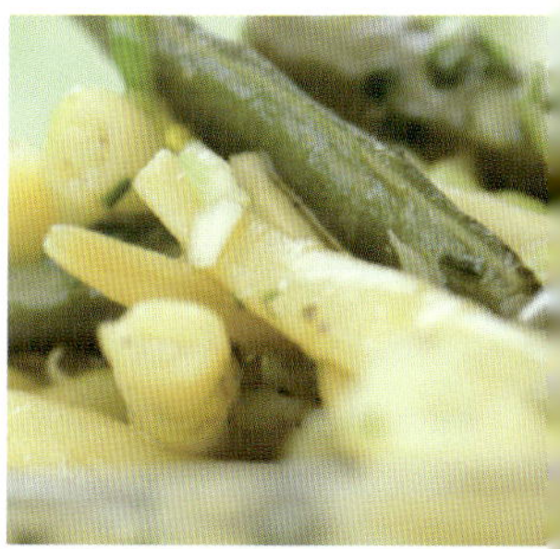

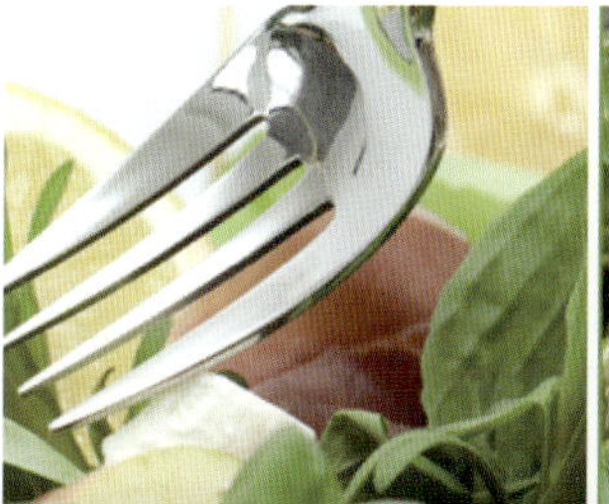

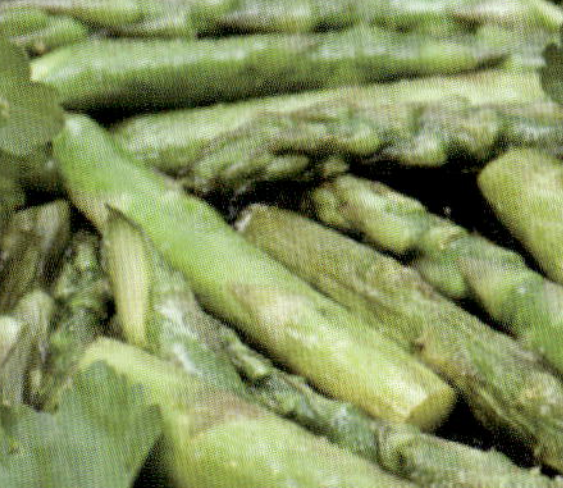

당질제한식을 해도 저혈당에 빠지지 않는다

당질을 제한하면 저혈당에 빠질 수 있다는 두 번째 오해를 바로잡아 보자. 결론부터 말하면 슈퍼 당질제한식을 해도 혈당이 지나치게 낮아지는 일은 없다. 당질제한식은 식후의 급격한 혈당 상승을 개선할 뿐, 정상치 이하로 혈당치를 내리지는 않는다.

공복 시 정상 혈당치는 70~109㎎/dl다. 그리고 당뇨병 때문에 슈퍼 당질제한식을 하고 있는 내 혈당치는 공복에는 100~120㎎/dl, 식후 두 시간 후에는 120~130㎎/dl다.

뇌는 혈당 이외에도 케톤체를 쓰지만 적혈구는 혈당만 사용할 수 있기 때문에 혈당이 너무 낮아지면 큰일이다. 따라서 우리 몸에는 공복 시에도 혈당치를 일정 범위 내로 유지하는 장치가 두 가지나 갖춰져 있다. 하나는 간에 축적된 글리코겐을 분해하여 혈당으로 만드는 과정이고, 또 하나는 간에서 지질을 이용하여 당을 만드는 당 생성 과정이다. 이 두 장치 덕분에 당질을 제한해도 우리 몸의 혈당치는 적절하게 유지된다.

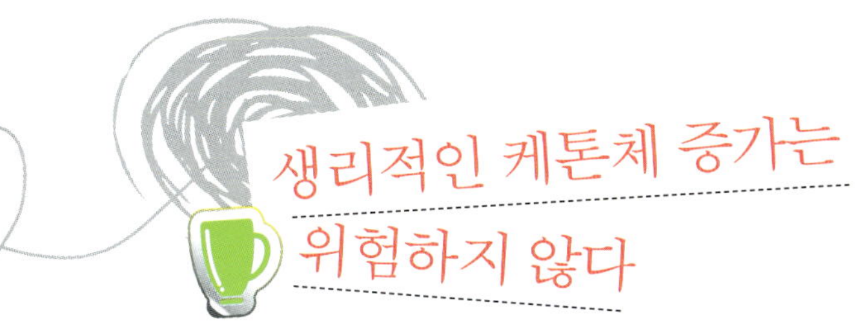

생리적인 케톤체 증가는 위험하지 않다

당질제한식을 하면 지질대사가 원활해진다. 그래서 지질대사물인 케톤체 역시 뇌 등의 에너지원으로 활용되게 된다.

건강한 사람의 혈액에도 26~122μM/L의 케톤체가 포함되어 있지만, 당질제한식을 하면 케톤체 농도가 몇 배로 높아진다. 이는 지질대사의 개선에 의한 생리적 케톤체 수치의 상승으로, 병적이거나 비정상적인 현상이 아니다.

이를 확실히 증명하는 것이 소아과 부문에서 난치성 간질 치료법으로 잘 알려진 '케톤 식이요법'이다.

난치성 간질이란 보통의 간질 치료로는 효과가 없어서 약을 써도 증세가 좋아지지 않는 간질을 말한다. 그런데 서구에서 1920년대부터 현재까지 거의 90년 가까이 이 병의 치료에 이용되었던 방법이 있다. 바로 케톤 식이요법이다.

케톤 식이요법에서는 총 섭취 칼로리의 75~80%를 지질로 섭취한다. 슈퍼 당질제한식에서 지질로 섭취하는 칼로리는 약 56%이지만, 그것보다 더 엄격히 당질 섭취를 제한하는 것이다. 당질을 제한하고 지질 섭취를 늘리면 체내에서 지질대사가 활발해져 케톤체가 늘어난다. 그 결과, 약도 듣지 않던 힘겨운 간질 발작이 진정된다.

케톤 식이요법의 효과는 의학적으로 증명되었지만, 간질 발작을 억제하는 원리는 아직 완전히 해명되지 않았다. 다만 일부 사례에 대해서는 이런 설명이 가능하다.

난치성 간질의 원인 중 하나는 뇌세포가 당질을 잘 이용하지 못하는 데 있다. 원래 뇌세포에는 당질을 나르는 당 수송체인 GLUT1이 세포 표면에 존재하므로 혈당을 언제든 흡수할 수 있다. 그러나 어떤 요인으로 이 GLUT1의 기능이 저하되면 뇌세포가 혈당을 적절히 이용하지 못하게 되는 것 같다. 그 결과 뇌세포의 에너지가 부족해져 간질 발작을 일으키는 것이다.

생각하건대 케톤 식이요법을 하면 뇌세포가 혈당 대신 케톤체를 이용하여 에너지원을 확보하므로 발작을 억제할 수 있는 것이 아닐까 싶다. 앞에서 말했듯이 케톤체는 크기가 작아서 뇌에 들어오는 이물질을 차단하는 혈액뇌관문을 무사히 통과할 수 있기 때문에 뇌의 에너지원으로 충분히 활용될 수 있다.

이처럼 케톤 식이요법은 '뇌는 포도당만 이용할 수 있다.'라는 오해에 대한 확실한 반증이다. 또 케톤 식이요법은 90년 가까이 이어져 왔으므로 안전성 역시 이미 증명됐다고 볼 수 있다. 케톤체를 일부러 늘리는 치료법이 존재할 정도이니 당질제한식으로 케톤체가 늘어난다고 해서 불안해할 필요는 전혀 없다.

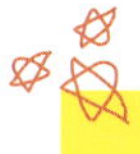

병적인 케톤체 상승과 혼동하지 말 것

당질제한식에 의한 케톤체 수치 상승은 생리적인 현상으로, 완벽하게 정상적인 반응이다. 그러나 병적인 이유로 케톤체가 상승하는 경우도 있다. 그중 하나가 '당뇨병성 케톤산증'이라는 병이다.

당뇨병성 케톤산증은 인슐린 작용이 결여되어 생기는 고도의 대사 질환이다.

이 병에 걸리면 혈당을 세포 내로 유입시켜 혈당치를 내리는 인슐린 기능이 심각하게 저하되어 혈당치가 300~500㎎/dl 이상까지 치솟는 위험한 상태가 된다. 인슐린 효능이 이렇게 떨어지면 세포는 혈당을 전혀 활용하지 못한다.

그와 동시에 인슐린과는 반대로 혈당치를 올리는 호르몬인 '글루카곤', '카테콜아민', '성장 호르몬' 등이 과잉 분비된다. 이 호르몬들은 지질의 분해를 촉진하므로 체지방에서 분해된 유리지방산이 혈액 중에 늘어나고, 간에서는 이 유리지방산으로 케톤체를 과도하게 만들어 낸다. 그 결과 케톤체 수치가 급상승하는 것이다.

케톤체는 산성이므로 케톤체가 비정상적으로 늘어나면 보통 때는 pH7.4(±0.05)의 약알칼리성으로 유지되던 혈액이 산성으로 변한다. 이것이 바로 인슐린이 제 기능을 하지 못해 생기는 케톤산증으로, 의식장애나 호흡장애까지 일으키는 무서운 병이다.

반면, 인슐린 작용이 정상인 슈퍼 당질 제한자의 경우, 혈중 케톤체 수치는 일반적인 기준치보다 높지만 pH 수치는 정상 범위인 7.35~7.45로 유지된다.

당뇨병성 케톤산증을 일으키는 사람은 대부분 '1형 당뇨병'이다.

당뇨병은 1형과 2형으로 나뉜다. 당뇨병에 걸린 일본인 중 95%는 생활 습관이 원인이 되어 인슐린 분비량이 줄거나 효능이 떨어진 2형 당뇨병이다. 반면 1형 당뇨병은 어떤 원인에 의해 췌장에서 스스로 자기 세포를 공격하는 '자기면역질환'이 생겨 인슐린을 만드는 랑게르한스섬의 베타 세포가 파괴되어 발생한 병이다. 참고로 자기면역질환에는 이 밖에도 관절 류머티즘이나 바제도병(갑상선 호르몬 과다 분비 때문에 생기는 질병으로 맥박이 빨라지고 갑상선이 부어오르며 안구가 돌출되는 병) 등이 있다.

1형 당뇨병 환자가 감기나 폐렴에 걸리면 비정상적인 고혈당이 나타나는데 이런 비정상적 고혈당은 당뇨병성 케톤산증의 발병률을 높인다. 이처럼 당뇨병성 케톤산증의 배경에는 대부분 1형 당뇨병으로 인한 비정상적 고혈당이 있다.

이와는 달리 건강한 사람이나 인슐린 작용이 어느 정도는 되고 있는 2형 당뇨병 환자들이 당질제한식을 할 때 케톤체 증가 현상이 나타나더라도 생리적인 현상이므로 케톤산증이 발생할 염려는 없다.

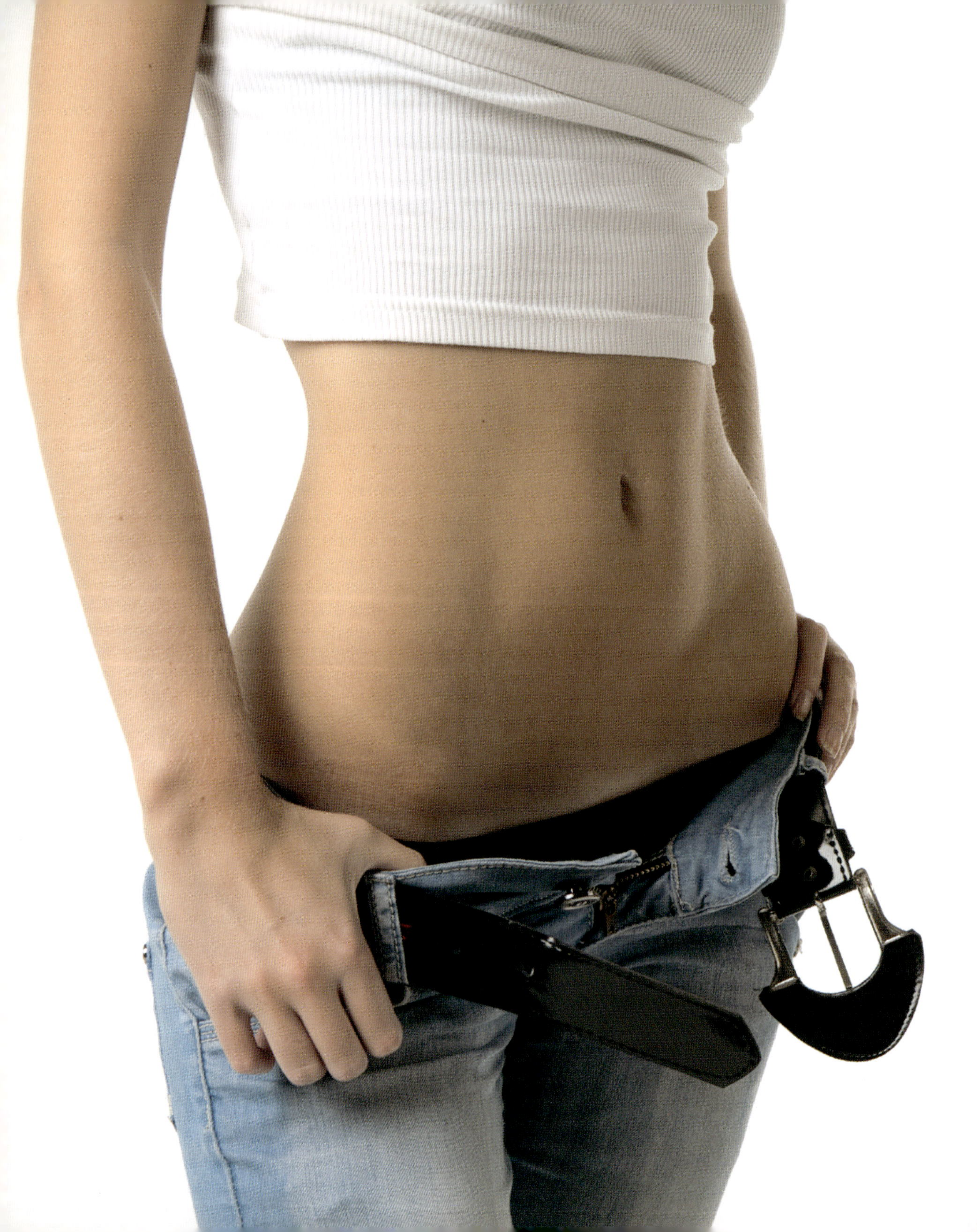

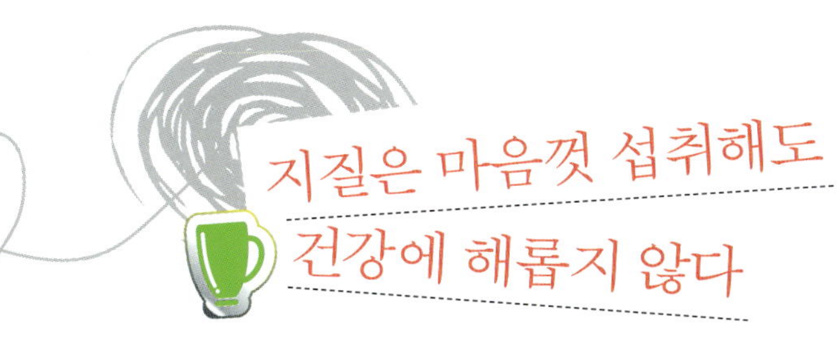

지질은 마음껏 섭취해도 건강에 해롭지 않다

슈퍼 당질제한식에서는 총 섭취 칼로리의 절반 이상을 지질로 섭취하므로 이전의 식생활보다 지질 섭취량이 늘어나기 마련이다. 섭취한 지질을 더 많이 소비하는 체질로 변하므로 사실 아무 문제가 없지만, 지질을 과다 섭취하면 몸에 해롭다는 선입관을 지닌 사람이라면 지질 섭취에 불안을 느끼기 쉽다. 보통 지질을 과다 섭취하면 비만, 암, 심장병 등 생활 습관병 발병률이 높아진다고 생각한다.

그러나 이처럼 많은 사람이 믿는 '지방 해악설'에는 확실한 근거가 없다.

2006년 하버드 대학의 핼튼 박사가 이끄는 연구팀은 고지질 식사와 심장병의 일종인 관상동맥 질환 발생의 상관 관계에 관한 연구 결과를 세계적 의학지 〈NEJM〉에 발표한 바 있다. 이는 1980년부터 2000년까지 20년에 걸쳐 미국의 여성 간호사 약 8만 명을 추적 조사한 대규모 연구였다.

고지질, 고단백질, 저당질 식사를 한 그룹과 그렇지 않은 그룹을 20년간 관찰하여 비교한 결과, 심장병 발병률에는 별다른 차이가 없었다. 또한 지질이 해롭기는커녕, 지질 섭취량이 늘어날수록 수명이 길어지고 생활 습관병 발병률이 낮아진다는 데이터도 있다.

1983년 페터 시네트 교수 등은 세계 137개국 남성의 식사 섭취 데이터를 분석한 결과, 하루 지질 소비량이 125g을 넘지만 않는다면 지질 소비량이 많을수록 평균수명이 길어지는 경향이 있다는 것을 발견했다.

하루 섭취 칼로리를 2,000kcal라 하면, 슈퍼 당질제한식에서는 그것의 약 56%인 1,120kcal 정도를 지질로 섭취한다. 지질은 1g에 9kcal이므로, 무게로 환산하면 약 124.4g이다. 125g 이하이므로 시네트 교수의 분석에 따르면 평균 수명에 전혀 악영향을 미치지 않는다.

일부 일본인들은 지질 섭취량이 증가하는 것을 '식생활의 서구화'라 부르며 마치 모든 병의 근원이라도 되는 듯 비난한다. 그러나 오비린 대학원에서 노년학을 연구하는 시바타 히로시 교수가 그의 저서 《이것이 이상하다. 일본인의 영양 상식》에서도 지적했듯이, 일본이 세계

제일의 장수국이 된 데에는 지질 섭취량의 증가도 한몫했다.

일본은 도쿄 올림픽 이후 1965년경부터 고도 경제성장과 국민소득 상승으로 비교적 저렴한 쌀의 소비량이 줄고 고가인 육류나 우유, 유제품의 섭취량이 늘어나기 시작했다. 그 결과 지질 섭취량은 자연스럽게 증가했다.

지질 섭취량이 적었을 때에는 일본인의 사망 원인 중 1위가 뇌졸중이었다. 1985년 발표된 일본계 하와이 거주자를 대상으로 한 데이터에서도, 지질 섭취량이 하루 40g 미만이면 뇌졸중으로 인한 사망률과 총 사망률이 매우 높아진다는 사실이 증명된 바 있다.

지질 섭취량이 적었던 시대에는 일본의 평균수명이 서구보다 짧았으나 지질 섭취량이 증가하면서 뇌졸중에 의한 사망이 급격히 줄어들었다. 일본인의 지질 섭취량은 1980년경에 최고를 기록했고 식생활 또한 완벽하게 서구화되었다. 그와 동시에 뇌졸중은 사망원인 1위에서 사라졌고 이때를 전후하여 일본인의 평균수명은 세계 1위가 되었다.

'지질 과다 섭취는 건강에 해로우므로 섭취량을 줄여야 한다.'는 저지방 신화에 매서운 타격을 입힌 연구 결과가 2006년, 세계적인 의학지 〈JAMA〉에 발표되었다.

폐경 후 여성 5만 명 정도를 두 그룹으로 나누어 평균 8년간 식단과 건강 상태를 추적 조사했다. 그 결과 지방 에너지 비율을 20%로 유지하며 저지방식, 채소 위주의 식사를 지속한 그룹의 유방암, 대장암, 심장병 발병률이 그렇지 않았던 대조군(지방 섭취 비율 30% 이상)과 별 차이가 없는 것으로 나타났다.

그리고 2007년 하버드 대학의 말리크 박사 등은 다수의 연구 논문을 분석하여 '종래의 지방 제한식은 체중 감량에 대한 장기적 유용성 및 심혈관 질환의 위험 경감에 관해 부정적이다.'라는 결론을 의학 잡지에 냈다.

그러나 지질에 관한 오해가 너무 만연한 것인지, 일본과 미국 양국의 지질 섭취량은 계속 줄어드는 추세다.

일본에서는 1997년을 기점으로 지방 에너지 비중이 감소하는 대신 당질 에너지 비율이 계속 증가하고 있다. 지질이 해롭다는 것이 사실이라면 지방 에너지 비율이 줄어들었으니 긍정적인 변화가 나타나야 할 텐데 중년 남성의 비만과 당뇨병은 계속 늘어나는 중이다. 2009년의 조사에 따르면 일본의 성인이 섭취하는 평균 칼로리는 하루 1,876 kcal, 그중 지질 섭취량은 52.5g으로 지방 에너지 비율은 약 25%다.

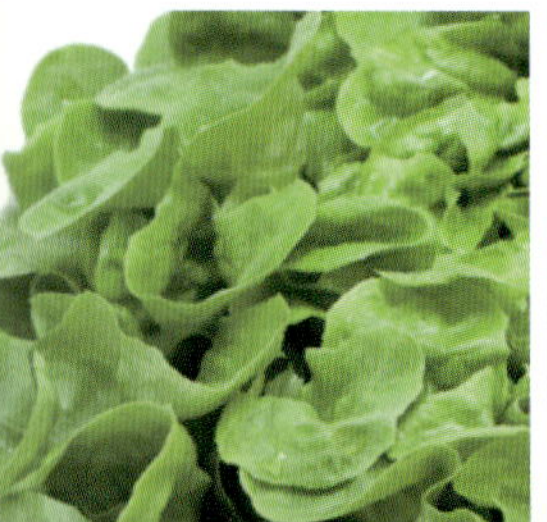
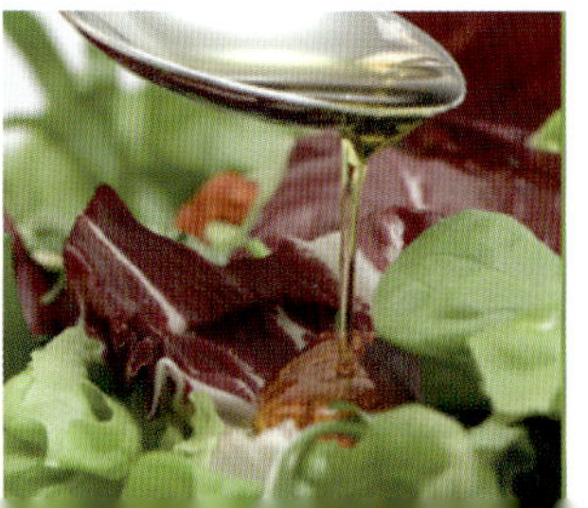

미국 역시 1971년에는 지질 에너지 비율이 36.9%나 되었지만 2000년에는 32.8%까지 감소했다. 대신 당질 에너지 비율이 42.4%에서 49%까지 증가했다. 그런데도 비만이 14.5%에서 30.9%로 늘었고, 당뇨병 환자도 계속 느는 추세다.

그렇다면 지질이 아니라 당질이 해로운 것은 아닐까? 그러한 반성에서 2009년 미국 식료협회(ABA)는 미국 내 모든 공립 초·중교에서 칼로리와 당질이 많은 청량음료 판매를 전면 금지시켰다.

지질을 섭취할 때는 양보다 질에 신경을 써야 한다. 앞에서 언급했듯이 리놀레산과 트랜스지방산을 줄이고, 올레인산, α-리놀렌산, DHA, EPA를 많이 섭취하도록 노력하자.

단, 췌장에 염증이 있는 사람은 지질을 많이 섭취하는 것이 좋지 않다. 췌장은 인슐린뿐만 아니라 지질을 소화시키는 효소도 분비하기 때문이다. 지질 섭취가 늘면 췌장의 부담도 늘어나므로 췌장염이 있는 사람에게는 당질제한식을 권하지 않는다.

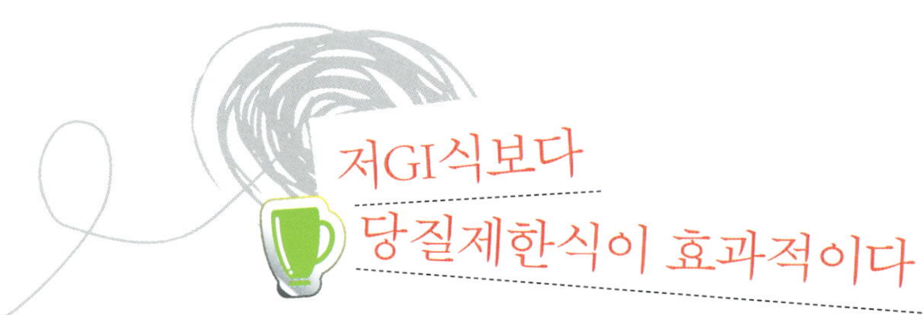

저GI식보다
당질제한식이 효과적이다

당질제한식으로 당질을 제한하는 것은 급격한 혈당 상승에 의한 인슐린 추가 분비를 최소화하기 위해서다. 그런데 당질은 함유 식품에 따라 소화되고 흡수되는 속도 차가 크므로 혈당치를 상승시키는 속도 역시 천차만별이다.

이러한 혈당치 상승의 반응 정도를 나타내는 것이 GI(글리세믹 인덱스 =혈당 지수)다. GI는 50g의 당질(포도당)을 포함한 식품을 섭취했을 때의 혈당치 상승률을 100으로 표시한 것이다. 이 수치가 낮아질수록 식후 혈당치 상승은 완만해진다.

GI 수치는 연구자에 따라 격차가 크지만, 다양한 문헌을 비교한 결과, 데이비드 멘도사의 연구 결과가 가장 신뢰할 만하고 이해하기 쉬웠다.

참고로 GI 연구로 유명한 호주 시드니 대학에서는 70 이상을 고GI 식품으로, 56~69를 중GI 식품으로, 55 이하를 저GI 식품으로 정의한다.

멘도사의 연구 결과 중, 주요 식품의 GI를 확인해 보면, 흰 빵은 75±2, 흰 밥은 73±4, 현미밥은 68±4, 우동은 55±7, 옥수수는 52±5, 바나나는 51±3, 스파게티는 49±2, 삶은 당근은 39±4, 천연 요구르트는 19±5, 삶은 대두는 15±5로 나와 있다.

저GI 다이어트나 저인슐린 다이어트를 권하는 사람들은 '저GI 식품은 혈당치를 급격히 올리지 않아 비만 호르몬, 즉 인슐린 분비를 촉진하지 않으므로 다이어트에 적합하다'고 주장한다.

그러나 식후 혈당치 상승 정도를 좌우하는 것은 GI가 아니라 식품에 포함된 당질의 총량이다.

모두 체중이 64kg이라고 가정할 때 당질 1g을 섭취하면 건강한 사람은 약 0.9mg/dl, 혈당치가 잘 오르는 2형 당뇨병 환자는 약 3mg/dl, 1형 당뇨병 환자는 약 5mg/dl의 혈당치가 오른다.

우동이나 스파게티의 GI가 흰 빵이나 흰 밥보다 낮다고 해도 한꺼번에 많이 먹으면 혈당치가 상승하여 인슐린의 추가 분비가 일어난다. 우동이나 스파게티 같은 면류의 GI가 낮은 것은 제조 과정에서 원료인 밀가루를 물리적으로 압축했기 때문이 아닐까 싶다.

당질 함유량이 적은 채소는 GI가 낮은데, 이와 같은 저GI 식품을 먼저 먹고 GI가 높은 흰 빵이나 흰 밥을 먹으면 혈당치 상승이 완화된다는 주장도 있다. 그러나 실제로는 혈당치 상승 정도에 큰 차이가 없다.

일전에 GI에 관한 연수회에 참가했는데 그곳에서 GI의 영향에 관해 참고할 만한 보고가 있었다. 올리브유를 듬뿍 뿌린 채소 샐러드를 먼저 먹고 백미를 먹은 경우와 그냥 백미를 먹은 경우의 식후 혈당치 상승 정도를 비교한 결과, 그 차이가 미미했던 것이다.

또 GI에 관한 자료 중에는 육류의 GI를 열거한 것도 있지만 거기에는 전혀 신빙성이 없다고 생각한다.

GI는 '당질 50g을 섭취했을 때 혈당치 상승 정도'를 보는 지수다. 하지만 소고기는 100g에 겨우 0.2g의 당질이 포함되어 있다. 그러니 소고기로 50g의 당질을 섭취하려면 한 번에 25㎏의 소고기를 먹어야 하는데, 그런 실험이 과연 가능할까?

어쨌든 GI를 신경 쓰기보다 당질 섭취의 절대량을 줄이는 것이 정답이다.

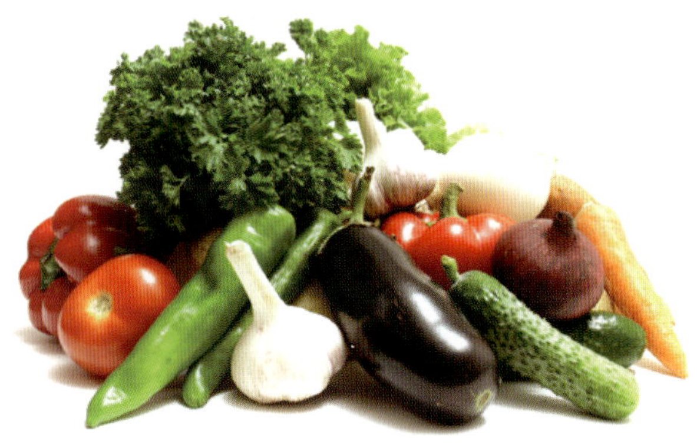

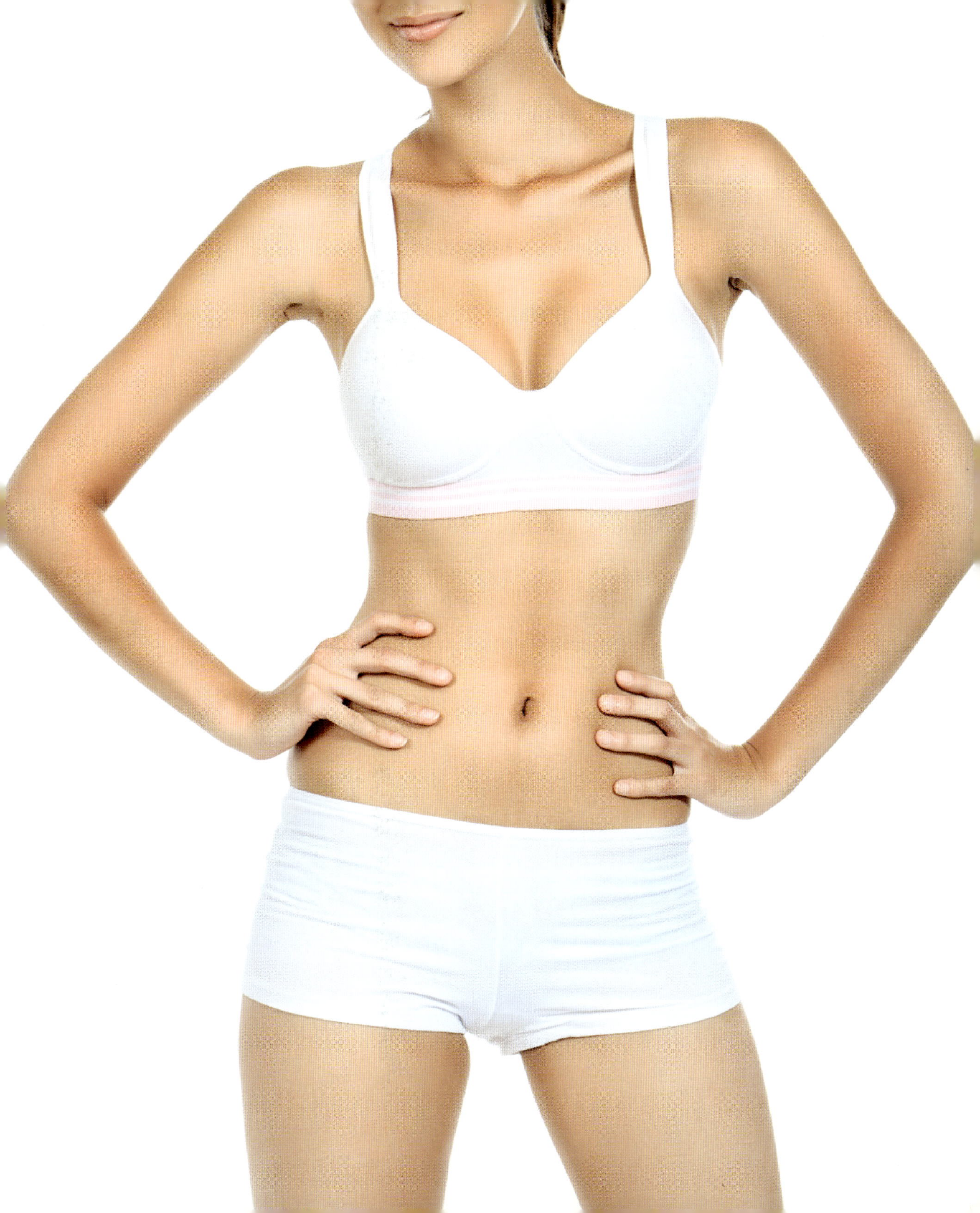

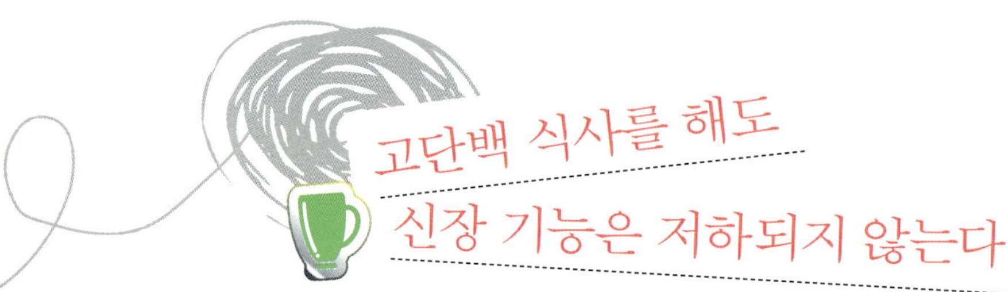

고단백 식사를 해도 신장 기능은 저하되지 않는다

당질제한식을 하면 지질뿐 아니라 단백질 섭취량도 많아진다. 보통 총 섭취 에너지 중 단백질은 15% 정도지만 슈퍼 당질제한식을 하면 그 두 배 이상인 32%가량을 섭취하게 된다.

단백질의 과잉 섭취는 신장 기능을 저하시킨다고 걱정하는 사람도 있지만 과연 그럴까?

지질, 단백질, 당질의 3대 영양소 중 지질과 당질은 에너지원으로 쓰인다. 지질의 일부는 세포막이나 호르몬 생성 등에 쓰이기도 하지만, 둘 다 체내에 저장되었다가 최종적으로 물과 이산화탄소로 바뀌어 체외에 배출된다.

그에 비해 단백질은 근육, 뼈, 내장, 혈구, 면역 세포 등 몸 자체를 만드는 영양소다. 단백질은 그 기능을 충분히 발휘하기 위해 항상 분해와 합성을 반복하는 신진대사를 활발하게 수행하고 있다. 그 과정에서

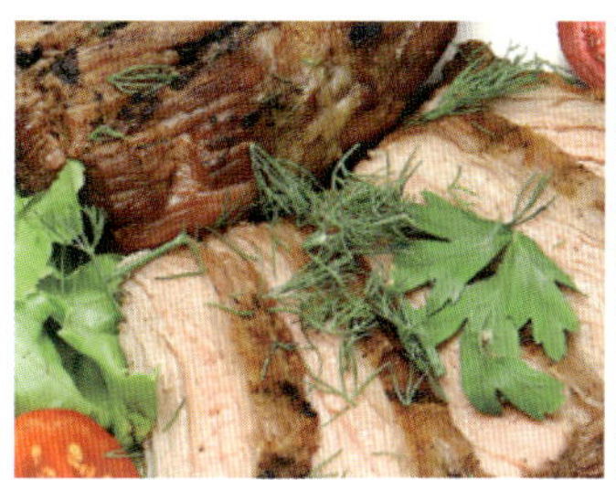
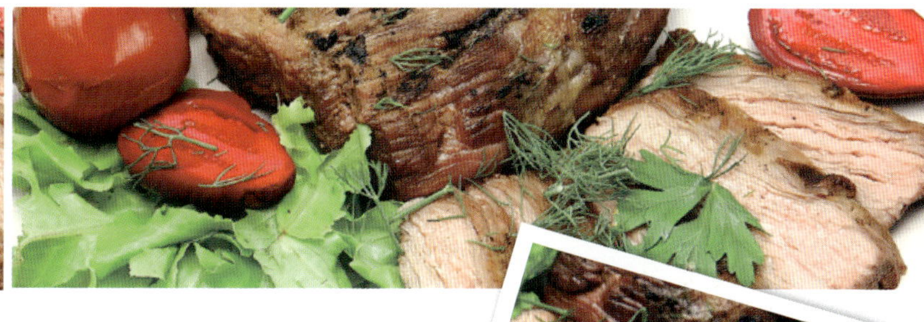

생성되는 불필요한 노폐물은 신장에서 체외로 배출된다.

단백질의 노폐물 중 특히 문제가 되는 것이 암모니아다. 암모니아는 독성이 강해서 간에서 안전한 요소로 대사된다. 단백질의 섭취가 늘어나면 요소 생산량도 많아지지만 간이 충분히 해결할 수 있다. 그리고 그 요소는 최종적으로 물과 함께 신장에서 소변으로 배출된다.

신장 기능이 정상인데도 단백질을 많이 먹어서 신장기능이 저하된다는 과학적 증거는 없다. 후생노동성의 〈식사섭취 기준〉에서도 단백질 섭취의 상한선은 설정되어 있지 않은데, 그 근거는 다음과 같다.

"단백질 섭취량의 상한선은 단백질 과잉 섭취로 인해 발생하는 건강 장애를 근거로 설정되어야만 한다. 그러나 현시점에서는 단백질의 섭취 상한을 정할 근거가 충분하지 않다. 그래서 상한선을 설정하지 않기로 했다.”

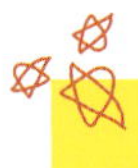 ## 신장이 나쁜 사람은 당질제한식을 하면 안 된다

1968년 웍스만과 번스타인은 ‘고단백 식사를 하면 골다공증에 걸리기 쉽다.’는 가설을 발표했다.

단백질 섭취가 늘어나면 그것을 대사시키는 과정에서 발생한 산을 중화하기 위해 뼈에서 칼슘이 녹아 나오므로 골다공증이 되기 쉽다는 것이다. 골다공증이란 뼈를 구성하는 칼슘 등이 줄어 뼈조직이 엉성해지고 골절되기 쉬워진 상태를 말한다. 남녀로 따지면 1대 3 또는 1대 4의 비율로 여성에게 많은 질병이다.

이 가설은 충분히 검증되지도 않은 채 오랜 기간 독불장군처럼 버텨왔지만, 결국 2002년 이 가설을 확실히 부정하는 논문이 공표되었다.

55세에서 92세 사이의 남녀 388명을 4년간 관찰한 결과, 동물성 단백질의 섭취량이 많을수록 뼈 건강이 좋아졌고 특히 여성 실험군에게서 눈에 띄는 차이가 나타났다. 또한 ‘식물성 단백질 섭취량은 남녀 모두 뼈의 칼슘량과는 무관했다.’고 한다. 따라서 남자든 여자든 고단백

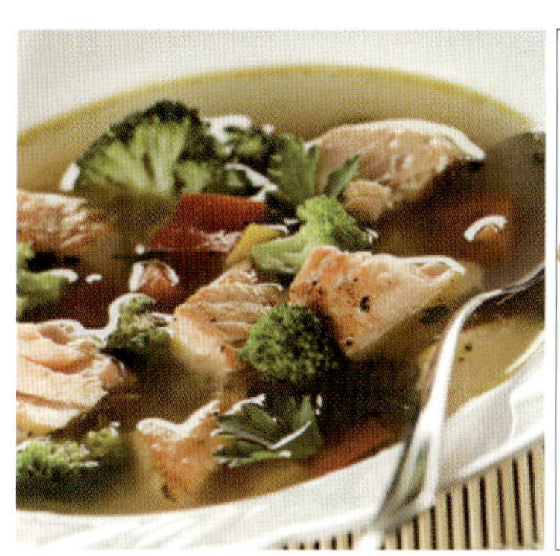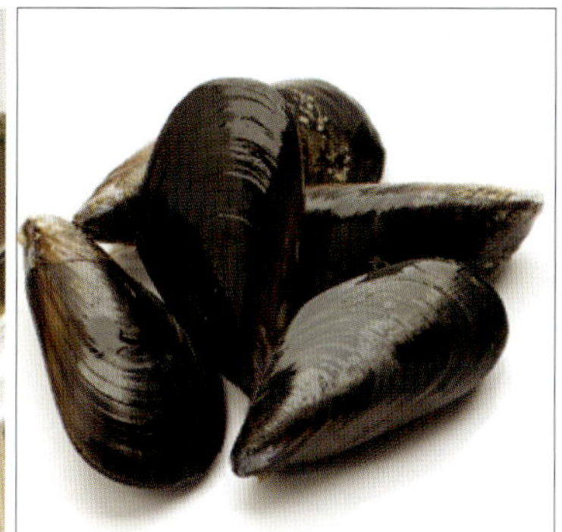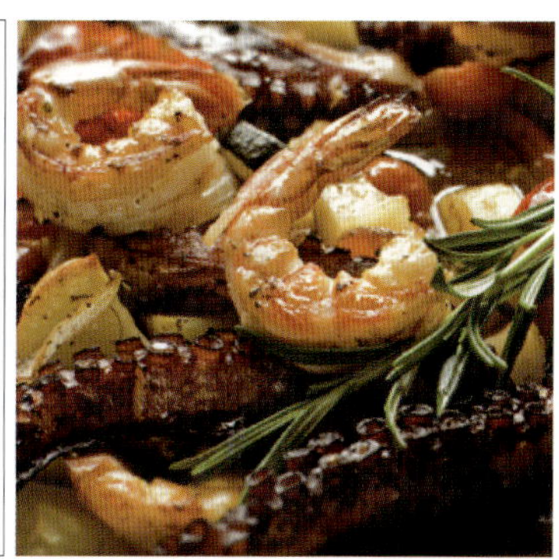

식사 때문에 뼈가 약해지는 일은 없다고 보아도 좋다.

하지만 고단백 식사가 안전한 것은 어디까지나 신장에 이상이 없는 사람의 경우다. 어떤 원인으로든 신장 기능이 저하된 사람이 다량의 단백질을 섭취하면, 신장 기능 장애가 더 급격하게 진행된다는 보고가 있다. 따라서 혈액검사 결과 신장 기능 장애가 나온 사람은 당질제한식을 하지 말아야 한다.

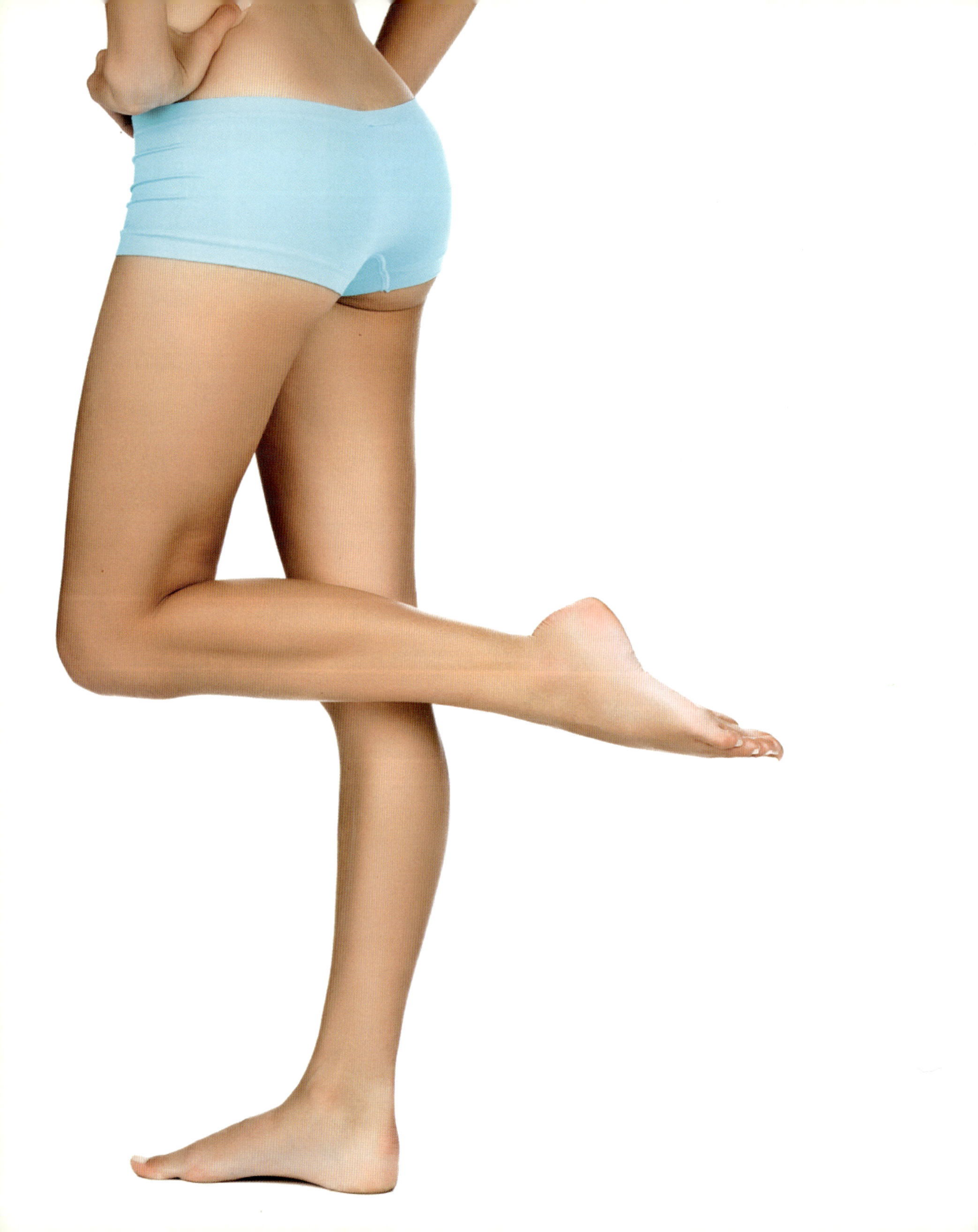

PART 05

요요 없는 당질 다이어트의 비밀

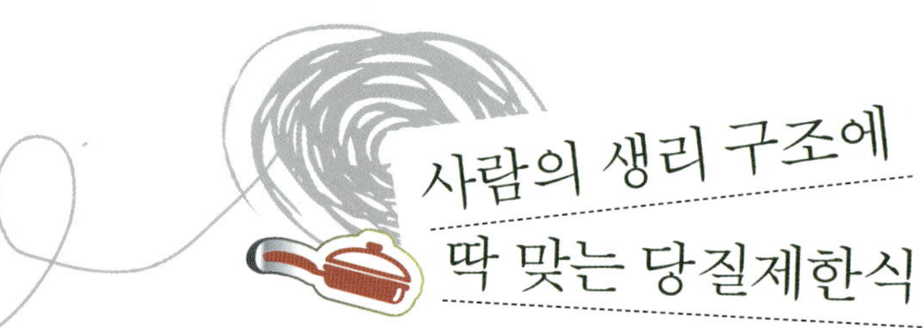

사람의 생리 구조에 딱 맞는 당질제한식

거듭 실패하는 다이어트의 문제점을 살펴 보자.

살인적인 식이요법과 무리한 운동 요법으로 힘들게 목표하는 체중에 접근하지만 작은 방심만으로도 곧 원래의 체중으로 돌아오고 만다. 이것은 사람의 생리 구조에 대한 이해가 부족하기 때문에 생기는 실패이지 다이어터가 게으르거나 먹보라서 생기는 현상은 아니다.

당질 다이어트로 다시 살이 찌지 않는 몸을 만드는 비밀을 인류의 식생활 역사에서 찾아 보자 .

밥, 빵, 파스타, 설탕……

끼니마다 당질을 섭취하던 사람에게는 당질제한식이 상당히 어색할지도 모른다. 그러나 인류의 식생활 역사를 생각해 보면, 당질제한식이 본래의 모습이고 당질을 과식하는 현대의 식생활이 오히려 비정상이라는 것을 알 수 있다.

대략 400만 년 전, 아프리카에서 인류가 탄생했다. 유적·유물 등 고고학 자료를 통해, 현생 인류의 시조는 수렵, 채집, 어로 생활을 했다는 것을 알 수 있다.

수렵이나 채집으로 얻는 동물의 고기, 뼈, 골수, 곤충, 들풀, 어패류 등은 모두 당질이 거의 없는 식품이다. 운 좋게 과일이나 견과류 등으로 소량의 당질을 섭취할 기회도 있었겠지만 그것은 전체 섭취량에 비해 아주 작은 양이었을 것이다.

인류는 약 400만 년이나 되는 세월을 당질이 거의 없는 식사를 하며 살아왔다. 그러므로 사람의 에너지 대사와 생리적 구조는 당질이 적은 식사에 적응하도록 변화했을 것이다.

그것을 무엇보다 명쾌하게 보여 주는 것은 다름 아닌 인슐린이다.

인슐린은 인간의 몸에서 유일하게 혈당치를 내리는 호르몬으로, 혈당치가 오르면 인슐린이 추가 분비되어 혈당치를 낮춘다.

우리 몸에는 체내 환경을 일정하게 유지하는 호메오스타시스(Homeostasis, 항상성 유지) 장치가 있다. 대표적으로 항상성이 작용되는 부분이 체온과 혈압, 그리고 혈당치인데, 그중에서도 혈당은 공복 시에 70~109mg/*dl*, 식후 두 시간 후에는 140mg/*dl* 미만으로 철저히 유지하게 되어 있다.

병원 등에서 정전이 일어날 것을 대비하여 자가발전 장치나 배터리를 준비하는 것처럼 우리 몸에도 호메오스타시스를 혼란시키는 사태가 일어날 경우에 대비하기 위한 안전장치가 겹겹이 마련되어 있다.

만약 혈당치가 지나치게 떨어지면 '글루카곤', '에피네프린', '부신피질 호르몬' 등 다양한 호르몬이 분비돼 혈당치를 상승시킨다. 어느 하나가 원활하게 작동하지 않더라도 다른 호르몬이 보완하는 체제가 마련되어 있는 것이다.

또한 간에서는 당을 직접 만들어 낸다. 그 덕분에 당질을 식사로 섭취하지 않아도 체내에 대량으로 비축된 지질을 포도당으로 바꾸어가며 저혈당에 빠지지 않고 살 수 있다.

폐와 신장이 두 개씩 있는 것은 생명을 유지하는 데 호흡이나 혈액 여과가 매우 중요하기 때문이다. 혈당치를 유지하는 것도 이와 마찬가지로 매우 중요하다. 그렇게 봤을 때 혈당치를 상승시키는 장치는 몇 가지나 되면서 혈당치를 내리는 장치가 인슐린 하나뿐이라는 사실은 참으로 부자연스럽다.

　인슐린 분비가 완전히 정지되면 사람은 죽는다. 그런데도 인슐린을 분비하는 췌장이 약해져서 못쓰게 되었을 때 그것을 대신할 기능이 없다는 것이 아무래도 이상하다.

　하지만 원래 인류의 식생활이 기본적으로 수렵과 채집에 의존했기 때문에 당질을 과다하게 섭취해 고혈당이 발생할 위험이 거의 없었다고 한다면 금세 이해가 될 것이다.

　혈당치를 올리는 것은 당질뿐이다. 그런데 원시 인류가 수렵이나 채집으로 얻었던 육류와 어패류에는 혈당을 올리는 당질이 거의 없는 대신 지질과 단백질이 풍부했다.

　그러므로 수렵과 채집에 의존하여 생활하는 이상, 혈당치가 급격히 오를 일은 없다. 그것이 바로 혈당을 내리는 장치가 인슐린 하나뿐인 이유가 아닐까? 거의 일어날 리 없는 비상사태에 대

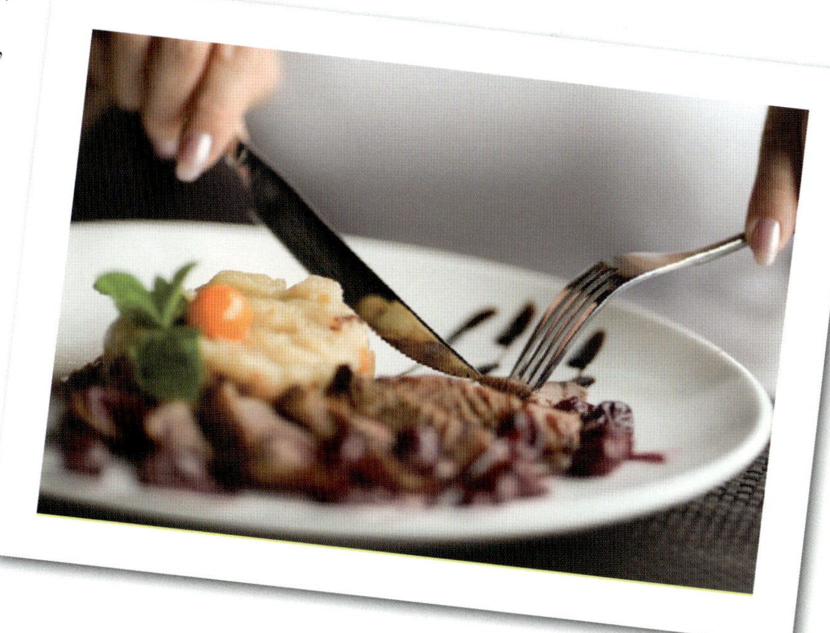

비하여 겹겹이 안전장치를 마련하는 것은 낭비이니 말이다.

지금은 마음만 먹으면 언제든지 당질을 손에 넣을 수 있지만, 본래 당질은 좀처럼 얻을 수 없는 귀한 영양소였다.

당질은 신속하게 혈당으로 바뀌어 에너지를 공급해 주는 중요한 영양소다. 또한 다시 먹고 싶은 매력적인 맛을 내기도 한다. 음식의 맛은 단맛, 매운맛, 짠맛, 쓴맛, 신맛으로 좌우되지만 당질 함유량을 반영하는 단맛은 인종과 개인을 넘어 만인의 식욕을 가장 자극하는 맛이다.

수렵과 채집을 하던 시대에도 과일로부터 당질을 얻었으리라 여겨지지만, 그것은 아주 가끔 있는 일이었을 것이다. 과일에 들어 있는 당질인 과당의 대사 경로가 다른 당질과 상당히 다르다는 것이 그 증거다.

전분이나 설탕 등은 포도당으로 변해 혈당치를 올리지만 과당은 극히 일부만 포도당으로 바뀌고 나머지는 대부분 간에서 중성 지방으로 곧장 바뀐다.

중성 지방은 굶주릴 때를 대비한 비축 에너지다. 다시 말해 과일은 좀처럼 먹기 어려운 사치스러운 음식이었기에 과당을 바로 중성 지방으로 비축하는 장치가 발달한 것이라 생각된다.

당질 위주의 식사로 전환된 것은 농경 이후의 일

앞서 말했듯이 포도당은 적혈구의 유일한 에너지원이다. 그래서 인체는 언제든 자유롭게 포도당을 체내에서 합성하는 장치(당 생성)를 진화시켰다.

반면 지질과 단백질 일부는 우리 몸에서 전혀 만들어지지 않아 필수 지방산, 필수 아미노산으로 불리는 만큼 반드시 식사로 섭취해야만 한다. 그래서 인류는 400만 년 동안 수렵과 채집에 의존하여 지질과 단백질 위주의 식사를 해 온 것이다. 하지만 당질은 우리 몸에서 만들어지므로 '필수 당질'이라는 말조차 없다.

그러나 인류의 식생활을 확 바꿔 놓은 것이 바로 농경이다.

인류가 농사를 짓기 시작한 것은 지금으로부터 약 1만 년 전, 북부 시리아에서 요르단 강에 걸친 지역에서였다고 한다. 어떤 이들은 중국에서 먼저 농경이 이루어졌다고 주장한다. 그 주장에 의하면 약 1만 4,000년 전에 중국의 양쯔 강 유역에서 벼농사가 시작되었다고 한다.

중요한 것은 이렇게 농경이 시작되었다고 해도, 처음에는 극히 한정된 지역에서 소규모로 농경이 이루어졌으리라는 점이다. 명확하지는 않지만 일반적으로 농경이 세계에 확대되어 정착된 것은 지금으로부터 약 4,000년 전이라고 추정한다.

인류의 농경이 확대, 정착된 것은 지구의 기후 변동 덕분이기도 하다. 7만~1만 년 전, 빙하기가 끝나고 '간빙기'에 들어서면서 지구의 평균 기온이 상승했다. 그래서 사람의 주요한 양식이었던 대형동물들은 서식지를 옮기거나 멸종하여 사람들은 수렵으로 식량을 얻는 게 어려워지게 되었다.

하지만 온난한 기후에서 식물이 번영하자 종자, 뿌리, 줄기 등 당질을 포함한 식물은 인류에게 귀중한 에너지원이 되었다.

그 후 약 7,000~8,000년 전, 지구는 일시적으로 춥고 건조해졌다. 일설에 의하면, 식물의 열매를 수확하기가 어려워진 인간들이 안정적인 수확을 위해 인공적으로 식물을 재배하여 관리하기 시작했다고 한다. 그런 과정을 거쳐 농경이 본격화된 것이다.

농경의 산물인 곡식의 큰 특징은 장기적인 보존이 가능하다는 것이다. 쌀처럼 낟알 그대로 보관하거나 밀이나 옥수수처럼 분말로 가공하여 건조하면 식량을 얻지 못할 때에도 양식으로 활용할 수 있다.

이처럼 곡물을 비축하여 기아에 대처할 수 있게 되자 인구도 늘어났

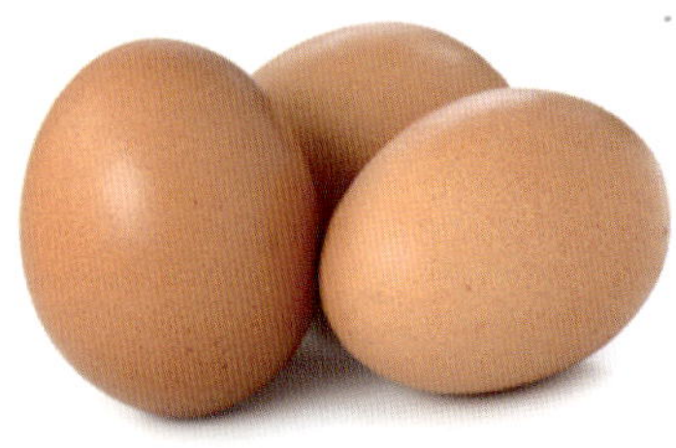

다. 농경 생활의 시작으로 수렵 채집 생활을 하던 때보다 같은 면적에 살 수 있는 인구가 20~100배까지 늘었다고 한다. 또 농사에는 대량의 물이 필요하므로 물이 풍부한 큰 강 주변 등지에 모여 사는 편이 유리했다. 그래서 인류는 이때부터 대규모의 마을을 형성하며 정착 생활을 하게 된 것이다.

인류가 곡물, 당질을 일상적으로 먹게 된 것은 4,000년쯤 전부터다. 400만 년이라는 인류 전체의 역사에 비하면 1,000분의 1밖에 되지 않는, 일어난 지 극히 얼마 되지 않은 일이다.

주식이 없는 식사는 자연스러운 것

한국, 일본을 비롯한 동남아시아 사람들의 주식은 대개 쌀이다. 그리고 주식 다음으로 많이 먹는 면류나 딤섬도 밀을 사용한 음식이다.

인도와 유럽 지역의 주식은 밀로 만든 빵과 면류다. 중미 지역은 옥수수와 감자류다. 지역은 달라도 당질 위주의 주식에 육류나 어패류로 만든 주 반찬, 채소 등의 보조 반찬을 조합하는 형태는 크게 다르지 않다.

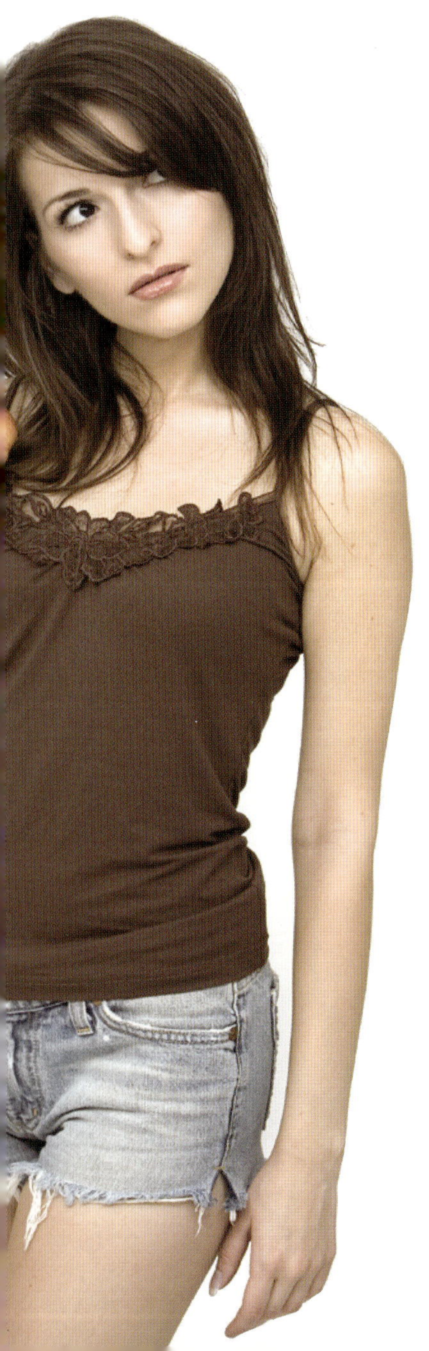

농경 생활을 하면서 생겨난 주식은 수렵과 채집에 의한 원시적인 식사법을 현재와 같은 식사법으로 확 바꿔 놓았다.

정확하게 말하자면 주식이란 농경으로 곡물을 생산하게 된 후에 비로소 생겨난 개념이다. 이는 곧 주식이 없는 식사를 하는 것, 즉 곡물을 먹지 않는 것은 사람의 생리 구조에 자연스러운 일이라는 뜻이다. 주식이 빠진 식사가 어색하게 느껴지는 것은 '식사에는 반드시 주식이 필요하다. 밥이 없으면 안 된다.'라는 잘못된 선입견 때문은 아닐까?

사실 인류는 아직도 매일 곡물을 주식으로 먹는 생활에 완전히 적응하지 못했다.

그 증거로 영국의 권위 있는 영양학 교과서《휴먼 뉴트리션 기초·식사·임상2004》에 나온 다음 글을 들 수 있다.

"인간은 농경이 시작된 뒤로 곡물 위주의 식사

를 해 왔으나, 진화에 필요한 시간이 어마어마한 탓에 우리 소화관은
아직 곡물 위주의 식사에 적응하지 못했다."

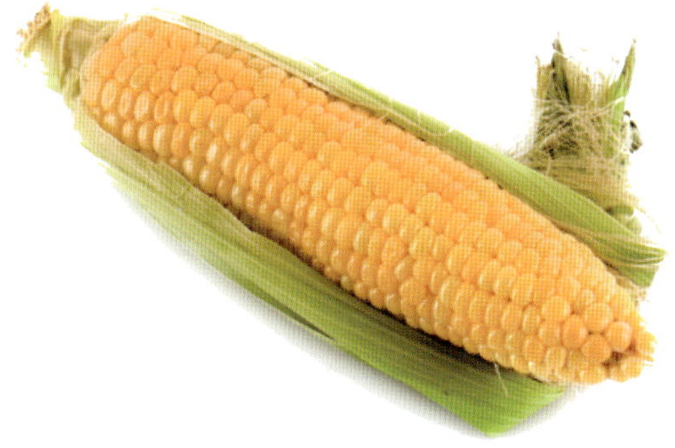

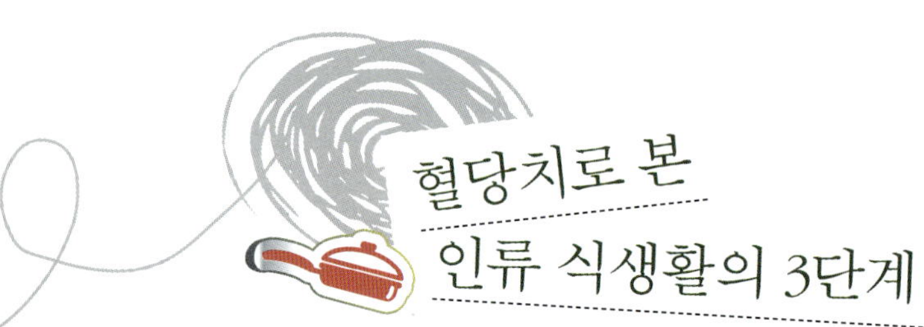

혈당치로 본
인류 식생활의 3단계

인류의 식생활은 혈당치를 기준으로 하여 3단계로 나눌 수 있다.

① 농경 시작 이전

② 농경 이후

③ 정제 탄수화물 등장 이후

① 농경이 시작되기 전까지 약 399만 년 동안, 인류는 주로 수렵이나 채집에 의존하여 식량을 조달했으므로 곡물을 먹을 기회가 좀처럼 없었다. 다시 말해 전 인류가 슈퍼 당질제한식을 했다고 할 수 있다.

당시 공복 시 혈당치가 100㎎/*dl*이었다고 가정하면, 식후 혈당치는 기껏해야 110~120㎎/*dl* 정도였을 테니 기껏해야 10~20㎎/*dl* 정도인 혈당치 상승으로는 인슐린이 거의 추가 분비되지 않았을 것이다.

② 농경이 시작된 이후 사람들은 매일 곡물로 당질을 섭취하게 되었

다. 그러자 혈당치는 공복 시 100㎎/dl에서 식후 140㎎/dl까지 상승하게 되고, 기초 분비량보다 몇십 배나 많은 인슐린 추가 분비가 일어나게 되었다.

따라서 인슐린을 분비하는 췌장의 베타 세포는 그 이전의 399만 년보다 몇십 배나 지속적으로 일하게 된다. 혈당치의 변동폭도 수렵과 채집에만 의존하던 시대에 비해 두 배나 커졌다.

③ 200여 년 전, 밀 정제 기술의 발명으로 흰 빵이 등장하자 식후 혈당치는 더욱 상승하여 160~170㎎/dl까지 오르게 되었다. 혈당치 변동폭은 60~70㎎/dl로 세 배가 되어 인슐린 분비량은 농경이 시작되기 전보다 30~40배까지 늘어났다.

혈당치를 내리는 기능은 인슐린에만 있으므로 혈당치가 상승할 때마다 췌장은 필사적으로 인슐린을 만들어 낸다. 그 일을 40~50년 동안 지속하면 결국 췌장은 피폐해져 인슐린 분비 장애를 일으키고 결국 당뇨병이 발생한다. 일단 당뇨병에 걸리면 백미나 백설탕이 아닌 통밀빵 같은 미정제 곡물을 1인분만 섭취하더라도 식후 혈당치는 200㎎/dl로 치솟는다. 이것이 바로 수많은 현대인을 괴롭히는

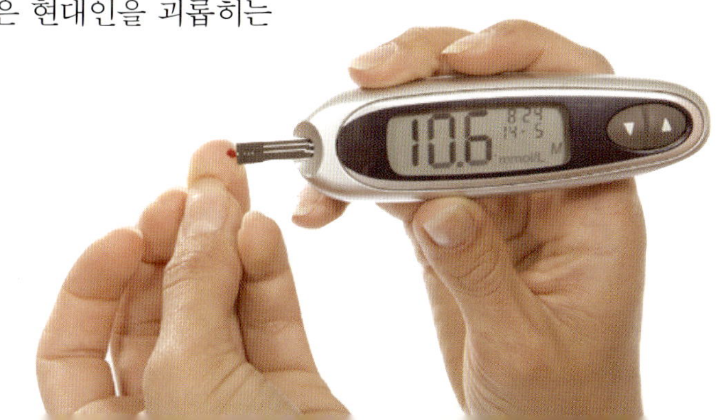

당뇨의 전형적인 발병 과정이다.

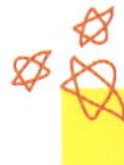

설탕의 등장 역시 인류의 비만과 건강악화의 원인

달콤한 간식이나 청량음료 등에 다량으로 포함된 설탕 역시 주식의 전분과 마찬가지로 혈당치를 올려 인슐린 추가 분비를 촉진한다.

지금은 기호식품이 되어 사람이 섭취를 선택할 만큼 흔해졌지만, 사실 설탕은 오랜 세월 동안 동경의 대상이었다.

설탕의 원료인 사탕수수는 쿠바, 브라질, 멕시코 등 남태평양에서 주로 재배된다. 원래는 동남아시아에서 생산되었으나 인도에 전해진 뒤 페르시아, 이집트, 중국으로 차차 확대된 것이다.

기원전 4세기, 인도로 원정을 떠난 알렉산드로스 대왕의 군대는 사탕수수와 설탕을 처음 접하고 깜짝 놀라서 '벌의 힘을 빌리지 않고 갈대(사탕수수)에서 꿀을 얻을 수 있다.'는 기록을 남겼다. 사탕수수와 설탕이 유럽에 처음 전해진 것은 11세기경, 전쟁이 끝난 뒤에 십자군이 유럽에 가지고 돌아가게 되면서부터였다고 한다.

곡물처럼 설탕도 처음에는 미정제 상태로 쓰였지만 13세기 들어 원의 황제 쿠빌라이 칸이 아라비아에서 최첨단 제당 기술을 도입하면서 새하얀 설탕이 생산되기 시작했다.

대항해 시대에 설탕은 중요한 무역 물자였으므로 유럽 제국은 카리브 해 연안과 남아메리카에 사탕수수 플랜테이션(대규모 농원)을 발달시켰다. 그 후 18세기 독일에서 사탕무로 설탕을 만드는 방법이 개발되고 19세기에는 진공 결정(結晶) 캔과 원심 분리기를 이용한 정제 기술이 등장하면서 백설탕이 대중화되었다.

이처럼 19세기 이후 백설탕은 세계 각국의 식탁에서 빠질 수 없는 식품이 되었다. 그러나 설탕은 곡물에 포함된 전분과 함께 혈당치를 올려 췌장의 부담을 가중시키는 식품이다. 또 최근 들어 설탕이 많이 들어간 청량음료와 정크푸드가 넘쳐나면서 인류의 췌장은 더더욱 가혹한 노동에 내몰리고 있다.

《휴먼 뉴트리션 기초·식사·임상2004》에는 다음과 같은 내용이 적혀 있다.

"전분 및 유리당에서 나오는 '이용하기 쉬운 글루코오스'는 혈장 글루코오스 및 인슐린 수치를 정기적으로 상승시켜 당뇨병, 관상 동맥 질환, 암, 노화를 유발하는 등 다양한 관점에서 건강에 해롭다는 의견

이 강하게 제기되고 있다.”

인용구의 글루코오스란 포도당을 말한다.

당질의 과다 섭취가 비만을 초래할 뿐 아니라 건강에도 해롭다는 사실이 국제적으로도 인정받은 것이다.

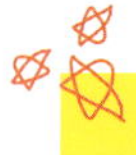

피마 인디언의 교훈

현대인들은 과거와 달리 거의 육체 노동을 하지 않는 데다가 보행 시간까지 줄어들어 운동량이 극단적으로 부족하다. 이대로 계속 정제된 탄수화물을 지속적으로 다량 섭취하다 보면 애리조나 주의 피마 인디언과 같은 비극은 맞게 될 것이다.

피마 인디언은 아시아에서 미 대륙으로 건너가면서 둘로 나뉘었다. 그들은 미국 애리조나 주와 멕시코 소노라 주에 있는 메이코바에 정착하게 되었다.

멕시코 소노라 주의 피마 인디언은 산악 지대의 혹독한 생활 환경 속에서도 예전과 다름없이 생활을 하였다. 그들은 현대 문명의 편안함이라는 유혹에 넘어가지 않고 전통적인 생활 방식을 고수하였다. 일주일에 20시간 이상의 격한 노동이 필요한 농업과 낙농에 종사하며 먹는 것 또한 전통적인 식생활을 따랐다. 그 결과 이들에게서는 비만이나 당뇨병 등 현대병으로 불리는 질병은 거의 찾아볼 수 없었다.

하지만 미국 애리조나 주의 피마 인디언은 사정이 달랐다. 그들도 처음에는 멕시코의 동포들과 비슷한 삶을 살았지만 1970년대부터는 마을에 정착해 살기 시작했다. 그러면서 식생활 방식이 백인들과 비슷해져 패스트푸드와 같은 고칼로리, 고당질의 식사를 하게 되었다. 뿐만 아니라 백인들과 비슷한 직업을 가지게 되면서 운동량도 일주일에 두 시간 정도로 급격히 줄어들었다. 그 결과 2000년대에 들어서자 인구의 절반 가량이 2형 당뇨병 환자가 되었고, 성인의 약 90%가 비만인 상황이다.

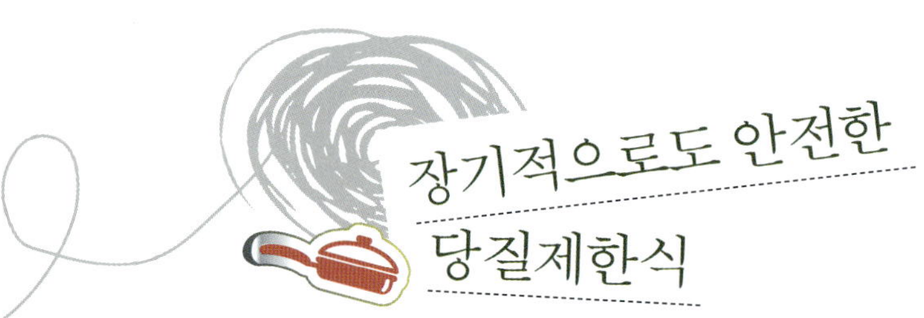

장기적으로도 안전한 당질제한식

다카오 병원에서는 1999년에 당질제한식을 도입했으며 그 후 지속적으로 당뇨병 치료와 다이어트에서 큰 성과를 거두고 있다. 그런데도 '단기적인 효과는 그렇다 치더라도 장기적으로 보면 당질제한식이 건강에 해롭지는 않을까?' 라며 걱정하는 사람이 있을지도 모른다.

하지만 지금까지 살펴본 대로 당질제한식이야말로 농경이 시작되기 전부터 오랫동안 지속되어 온 인간 본연의 식사법이므로 장기적으로도 아무런 문제가 없다. 그래도 여전히 납득하지 못하는 사람들을 위해 에스키모의 전통적인 식생활을 설명하고자 한다.

에스키모는 알래스카 북서부와 그린란드의 극한 지대에 산다. 너무 추워서 곡물이나 채소를 재배할 수 없으므로 짧은 여름 동안 캘 수 있는 산나물, 월귤나무 열매, 해조류 등을 제외한 거의 모든 식량을 동물 사냥과 어류 포획에 의존하고 있다. 그 결과 슈퍼 당질제한식과 같은 고지질, 고단백, 저당질의 식생활을 4,000년 가까이 이어 왔다.

에스키모는 육지에서는 순록, 바다에서는 바다표범이나 고래 같은 바다짐승(해양성 포유류) 등을 사냥한다. 이들은 사냥한 동물을 해체해서 익히지 않고 날것으로 먹는다. 채소나 과일 대신 사냥감의 고기나 내장을 생식함으로써 비타민과 미네랄을 보충하는 것이다.

1960년대 덴마크의 예른 뒤에르베르 박사는 덴마크령 그린란드의 유마나크라는 작은 마을에서 에스키모에 대한 조사·연구를 진행하며 놀라운 사실을 발견했다.

덴마크인과 에스키모는, 식사로 섭취하는 칼로리 중 지질 관련 에너지 비율(지방 에너지 비중)이 40~50%로 거의 비슷했다. 그러나 덴마크인은 허혈성 심질환(심장병)에 의한 사망률이 약 35%였던 데 비해 에스키모는 겨우 5%에 그쳤다.

당시 의학계에서는 지속적인 고지방 식사가 심장병 등 혈관성 질환의 발병률을 높인다고 여겼으므로 이 보고는 충격적이었다.

하지만 건강했던 에스키모가 덴마크 본토에 이주하자 허혈성 심질환에 의한 사망률이 덴마크인과 비슷하게 높아졌다. 이것으로 미루어 보아 그린란드에 사는 에스키모가 그런 병에 잘 걸리지 않는 이유는

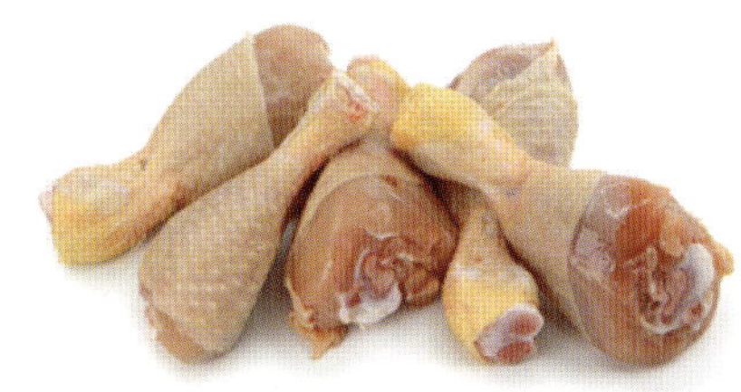

유전적 요인이 아닌 식생활 때문이라 할 수 있었다.

뒤에르베르 박사는 연구를 진행하면서 에스키모가 허혈성 심질환에만 강한 것이 아니라는 사실을 알게 되었다. 혈전으로 인한 뇌경색과 심근 경색, 혈관 이상으로 인한 동맥 경화, 암, 그리고 생활 습관병인 당뇨병 등의 발병률이 매우 낮았던 것이다. 오히려 에스키모의 사망 원인 1위는 사냥을 하다 당하는 불의의 사고였다.

지질과 단백질을 주로 섭취하며 당질은 극히 소량만 섭취한다. 에스키모는 인류가 399만 년이나 지속했던 이 같은 식생활을 4,000년간 이어왔다. 그러므로 이들의 생활 습관병 발병률이 낮다는 사실은 당질제한식이 장기적으로 보았을 때도 안전하다는 것을 증명해 준다.

당질을 섭취하면서 암과 비만의 위험에 노출된 에스키모

에스키모는 왜 생활 습관병에 잘 걸리지 않을까? 뒤에르베르 박사는 에이코사펜타엔산(EPA)에 주목했다.

에스키모의 피에 혈전이 잘 생기지 않는 이유를 알아보기 위해 혈액을 분석해 보았더니 혈전 방지 작용을 하는 EPA가 덴마크인보다 훨씬 많았다.

EPA는 고등어나 참치 같은 생선에 포함된 기름으로 이 물고기를 먹는 바다표범 등의 바다짐승에게도 풍부하다. 그래서 바다표범이나 어류 등을 주로 먹는 에스키모의 혈액에 EPA가 많았던 것이다.

EPA는 혈전 생성을 방지하고 피의 흐름을 원활하게 할 뿐만 아니라, 혈액 중의 총 콜레스테롤 수치를 낮추고 이로운 물질인 HDL 콜레스테롤을 늘린다.

이렇듯 지금까지는 EPA에만 집중하여 에스키모의 전통 식생활의 장점을 설명해 왔다. 하지만 나는 에스키모의 당질 섭취량에 초점을 맞추려 한다.

왜냐하면 에스키모가 총 섭취 칼로리의 12% 정도 되는 당질만 먹었을 때는 거의 없던 병들이 당질을 많이 섭취하고부터 눈에 띄게 늘어났기 때문이다.

에스키모가 당질을 대량으로 먹게 된 것은 1920년대부터다. 모피 교역을 중점적으로 하는 허드슨 만 회사 등의 기업이 캐나다 북서부에 진출하면서 에스키모의 식생활이 서서히 서구화되었다. '배넉(Bannock)'이라 불리는 무발효 밀가루 빵이 에스키모의 주식으로 정착한 것도 그때다.

1950년대부터는 알코올, 정크푸드, 담배 등이 에스키모사회에 유입되었다. 수렵과 채집을 하면서 여기저기 유목했던 생활도 1960년대를 끝으로 마감한 뒤 그들은 점차 정착하기 시작했다. 캐나다에서 명문으로 꼽히는 맥길 대학 산하 토착민 영양 섭취·환경 센터(CIPNE)의 1993년도 조사에 의하면 당시 에스키모 젊은이들은 햄버거, 피자, 감자튀김, 콜라 등을 좋아하며 그들이 섭취하는 칼로리의 대부분은 당질을 다량으로 포함한 정크푸드에서 나온다고 했다.

다른 민족이 1만 년에 걸쳐 바꾼 식생활을 에스키모는 겨우 반세기 안에 속성으로 바꾼 것이다. 그 결과 폐암, 대장암, 유방암, 당뇨병, 비만 등이 서구 사회보다 더 많이 발병하는 웃지 못할 상황이 벌어지고 있다.

2008년 영국의 권위 있는 의학 잡지 〈란셋Lancet〉에 에스키모의 암에 관한 논문이 게재되었는데, 그 내용을 요약하면 다음과 같다.

"20세기 초까지는 에스키모에게 서구형 암이 거의 없었지만 식생활과 사회생활 등 라이프스타일이 변화함에 따라 서구형 암이 점차 늘어났다."

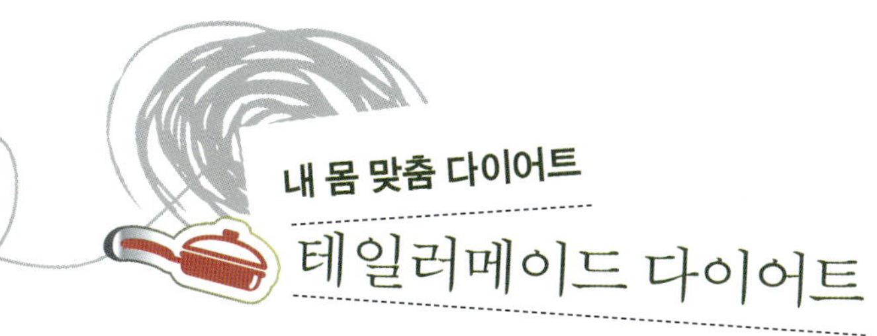

내 몸 맞춤 다이어트

테일러메이드 다이어트

요즘 '테일러메이드 치료'가 의학계의 주목을 받고 있다.

테일러메이드란 신사복 주문 제작을 말한다. 따라서 테일러메이드 치료란 기성품처럼 누구에게나 똑같은 치료를 하지 않고 환자의 체질이나 병증에 따라 더 효과적인 치료법을 선택한다는 뜻이다.

인간이 지닌 모든 유전자(인간 게놈)가 해석된 뒤, 사람마다 다른 유전적 체질을 파악하려는 시도가 진행되고 있다. 모든 약과 치료법은 체질에 따라 부작용이 심하게 나타나기도 하고 효과 또한 달라지게 마련이다. 그러므로 환자의 체질을 미리 알아 두면 그 환자에게 적합한 최선의 치료를 선택할 수 있다.

옷을 맞춰 입는 것처럼 식생활에서도 개인의 체질, 병증, 기호에 따른 테일러메이드 다이어트가 필요하다.

그중에서도 당뇨병이나 대사 증후군이 염려되는 비만 환자에게는 당질제한식이 최상의 선택이다.

당질제한식은 건강에도 좋다. 그렇지만 전 인류가 당질을 제한하여 곡물 생산이 중단된다면 69억이나 되는 인구를 부양하기가 어려워진다. 곡물의 대량 생산이 시작된 후 인구가 폭발적으로 증가한 것을 보면 알겠지만, 같은 면적에서 더 많은 사람에게 식량을 공급하는 데에는 당질이 가장 효율적이기 때문이다.

따라서 당뇨병, 비만, 대사 증후군의 위험이 없는 사람, 성장기 아동과 청소년은 엄격한 당질제한식을 실천하지 않아도 된다. 대신 정제도가 낮은 현미나 통밀 빵 등을 적당량 주식으로 먹고 어패류나 채소를 마음껏 먹으며 적당량의 육류를 섭취하는 '현미어채식'을 추천한다.

올리브유를 좋아하는 사람이라면 어패류와 채소를 많이 쓰는 지중해식 식단도 좋다.

기타 식생활 전반에 관해서는 다카오 병원의 '식생활 십계명'을 실었으니 참고하기 바란다.

일단 당뇨병이 발병한 뒤에는 현미어채식이나 지중해식 식사를 해도 혈당치가 계속 오르므로, '당질제한식 십계명'에 따라 당질 섭취를 더 줄이는 것이 바람직하다.

식 생 활 십 계 명

① 주식은 현미, 통밀 빵 등 정제도가 낮은 곡물로 한다. 양은 운동량에 따라 조정한다.

② 흰 빵, 백설탕 등 정제 탄수화물의 섭취는 되도록 삼가한다.

③ 된장, 절임, 청국장 등 발효식품을 많이 먹는다.

④ 칼로리가 없는 물, 엽차, 보리차 등의 음료로 수분을 보충한다.

⑤ 어패류는 배불리 먹고 육류는 적당량 먹는다.

⑥ 제철 채소와 해조류를 배불리 먹고 제철 과일은 적당량 먹는다.

⑦ 올리브유, EPA나 DHA 등의 생선기름과 기타 유지는 적극적으로 섭취한다.

⑧ 우유는 되도록 줄이고, 유제품은 치즈나 플레인 요구르트만 적당량만 먹는다.

⑨ 되도록 화학 합성 첨가물이 들어 있지 않은 안전한 식사를 선택한다.

⑩ 식사는 편안하게, 천천히 씹으며 즐긴다. 풍토에 맞는 전통식을 중시하며 슬로푸
   드를 애용한다.

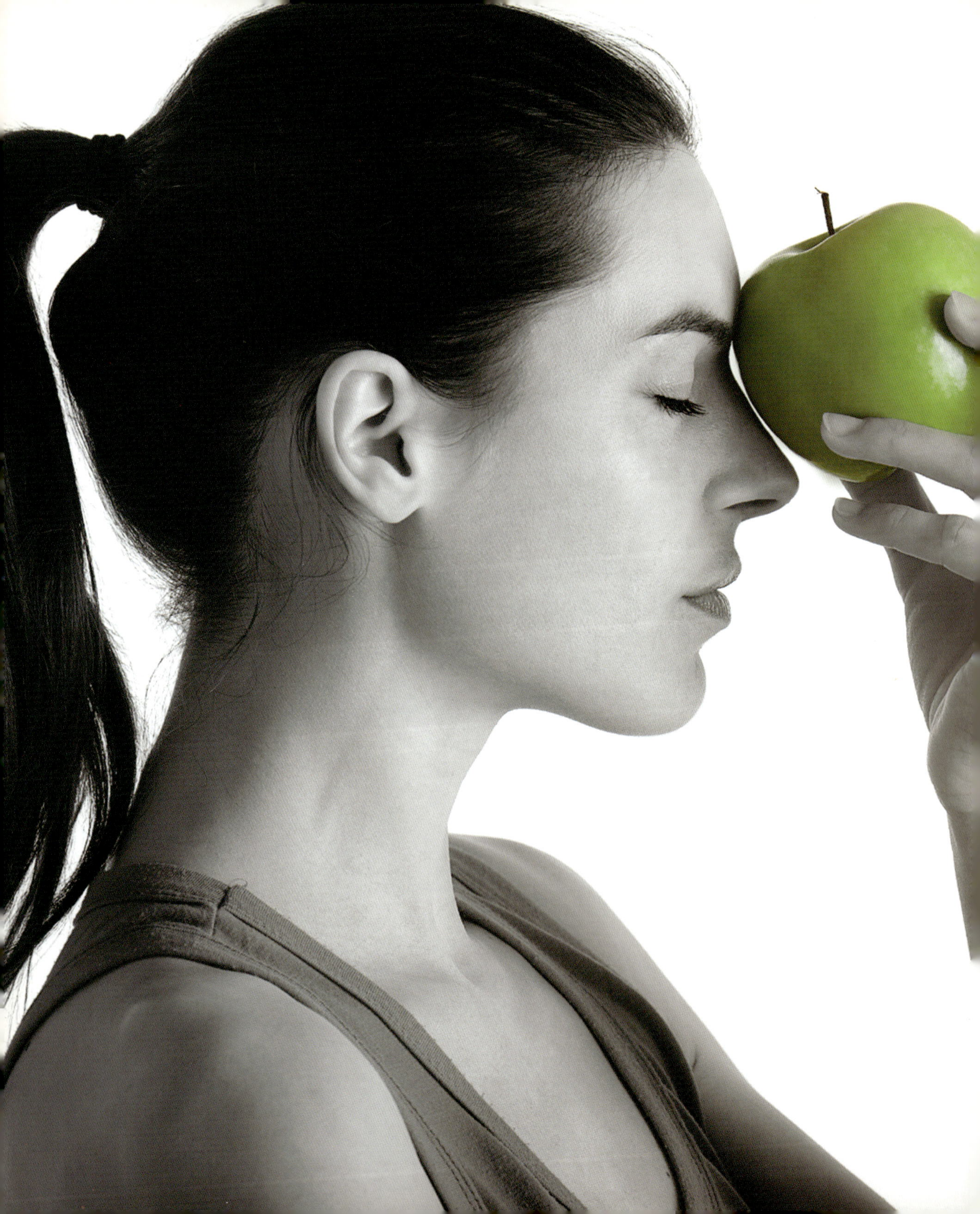

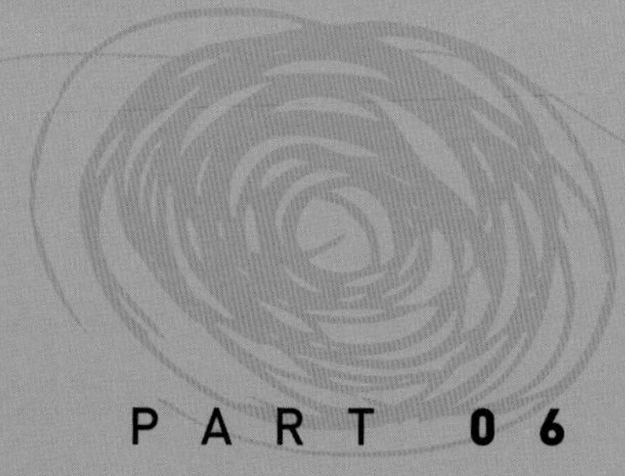

PART 06

당질 다이어트로
건강 체질을 만든다

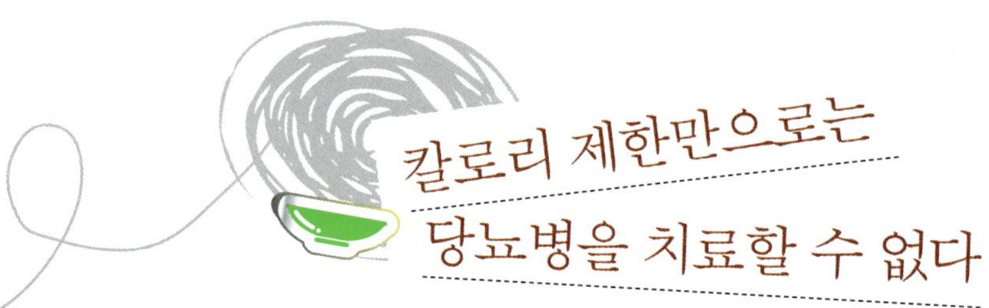

칼로리 제한만으로는 당뇨병을 치료할 수 없다

당질제한식은 원래 당뇨병 치료를 위해 개발된 식이요법이다.

현재 일본에는 '당뇨병이 강하게 의심되는 사람'과 '당뇨병에 걸릴 가능성이 높은 사람'이 총 2,210만 명이나 있는 것으로 추정된다.

사실 당뇨병은 상당히 진행될 때까지 통증 등의 자각 증상이 없어서 나 역시 2002년 확진을 받을 때까지 병이 있는지 전혀 몰랐다. 게다가 일반적인 건강 검진으로는 판정하기 어려운 경우도 있으니 '당뇨병 따위는 나와 상관없다.'고 방심해서는 안 된다. 그래서 이번 장에서는 당뇨병과 관련하여 당질제한식이 건강에 어떤 효과가 있는지 알아보았다.

내가 당질제한식을 시작하게 된 것은, 기존의 당뇨병 치료를 위한 식이요법에 커다란 의문이 들었기 때문이다.

현재 일본 당뇨병학회는 당뇨병 환자들에게 칼로리 제한만 지도하고 당질 제한은 시키지 않는다. 당질 제한은커녕 고당질식을 권장하여 남성 1,600~1,800kcal, 여성 1,400~1,600kcal인 하루 총 섭취 칼로리 중 당질이 60%가 되도록 권장하는 형편이다.

또 당뇨병학회는 1회에 15~30분, 하루 2회의 운동을 권한다. 걸음으로 따지면 하루에 약 1만 걸음, 소비 에너지로 환산하면 160~240kcal인데, 이를 주 3회 이상 실시하는 것이 바람직하다고 한다.

그리고 1형 당뇨병에 대해서는 '2형 당뇨병에 대한 운동의 단기 효과, 장기 효과는 확실하다. 그러나 1형 당뇨병의 혈당치 제어 장치 개선에 대한 운동 효과는 아직 확실하지 않다. 다만 체력의 유지·증진, 스트레스 해소 등 생활의 질 개선에는 좋다.'는 소극적 태도를 취하고 있다.

그러나 당뇨병 환자가 아무리 칼로리를 제한하고 운동을 해도, 실질적으로 당질을 제한하지 않는다면 당뇨병이 심해질 우려가 있다.

이는 규슈 대학 의학부에서 실시한 연구를 통해 밝혀진 사실이다. 이 연구는 1961년부터 장기간에 걸쳐 후쿠오카 현 가스야 군에 있는 히사야마 마을 주민들의 협력을 받아 실시된 것으로, 다양한 분야에 걸쳐 많은 성과를 거두었다. 그중 한 분야가 1988년에 시작된 당뇨병 식이요법과 운동요법 효과에 관한 조사다. 연구팀은 조사를 위해 주민

들에게 일본 당뇨병학회의 권고대로 고당질의 칼로리 제한식과 운동
요법을 철저히 실시하도록 지도했다.

연구를 시작하기 전에 한 검진 결과에 의하면, 히사야마 마을의 남
성 중 15%, 여성 중 9.9%가 당뇨병이었다. 그런데 식이요법과 운동요
법을 14년간 지속하고 2002년에 다시 검진을 해 보니 오히려 그 수치
가 더 늘어나 남성의 23.6%, 여성의 13.4%가 당뇨병이라는 결과가 나
왔다. 심지어 당뇨병과 당뇨 예비 환자까지 합하면 남성은 59.9%, 여
성은 41.3%에 달했다. 결국 당뇨병이 예방되기는커녕 당뇨병 발병률
이 대폭 늘어난 것이다.

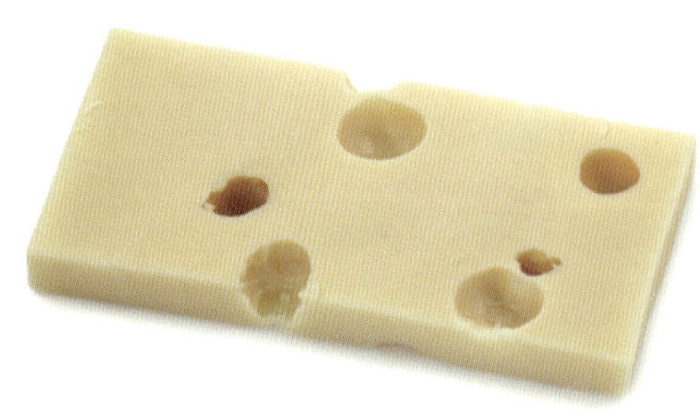

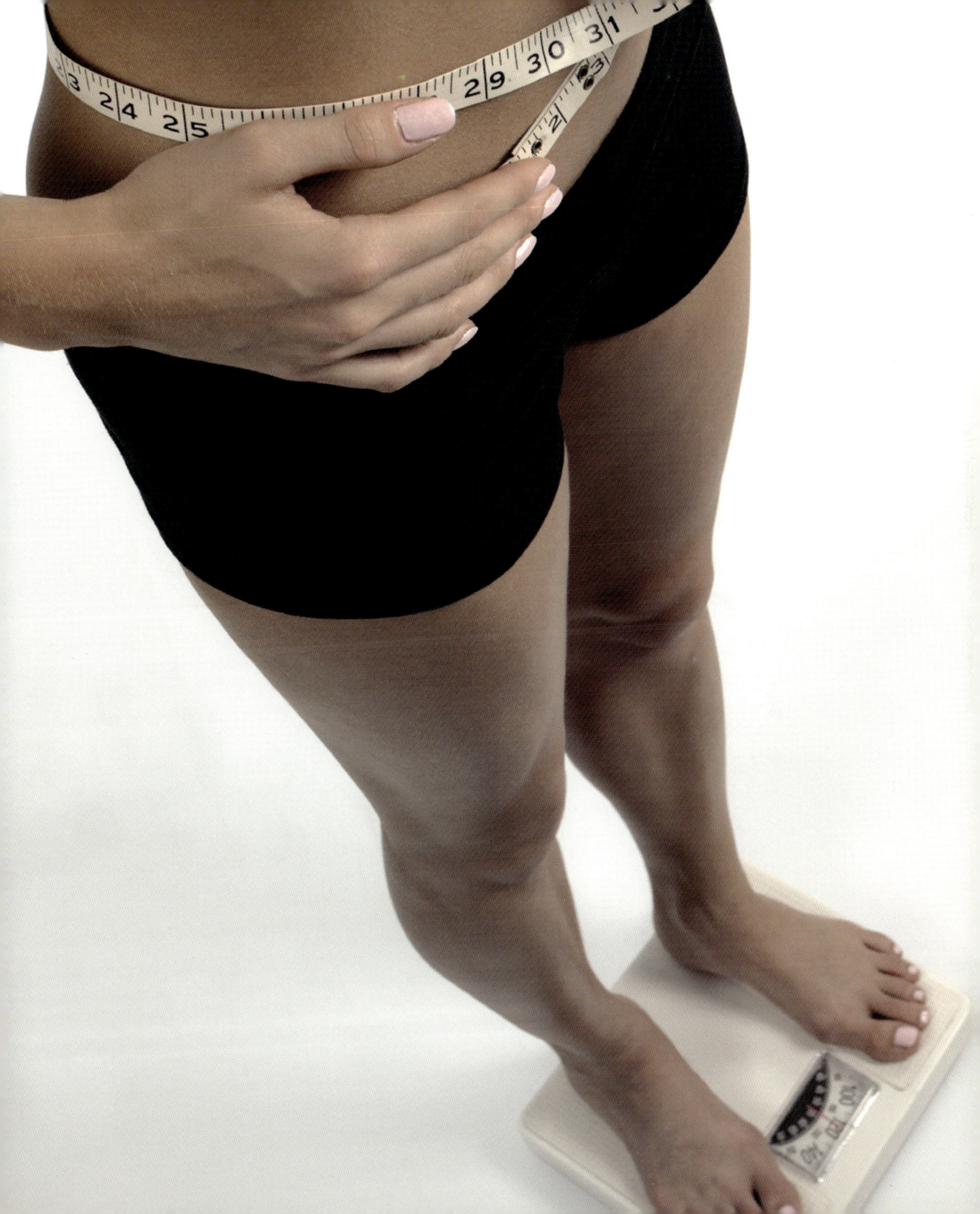

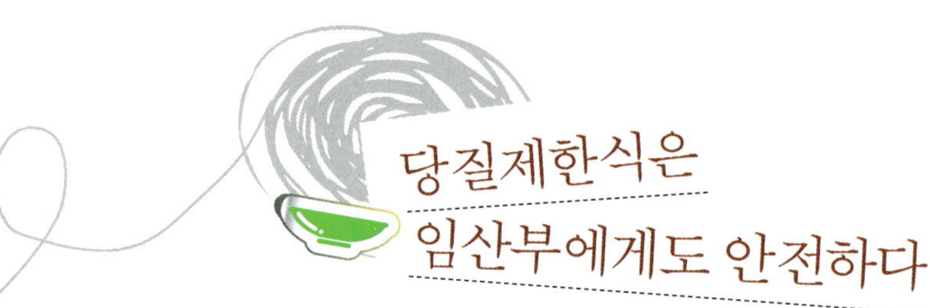

당질제한식은
임산부에게도 안전하다

사실 인슐린을 추출하여 인체에 투여하기 시작한 1921년 이전에는 저당질식을 통한 당뇨병 치료가 대부분이었다.

당뇨병학의 아버지로 불리는 엘리엇 조슬린 박사가 집대성한 《조슬린 당뇨병학》의 1916년 판에서도 지질 70%, 단백질 10%, 탄수화물 20%의 당질제한식을 권하고 있다.

그러나 인슐린 주사로 혈당치를 제어할 수 있게 되면서 당뇨병 식이요법은 저당질식에서 고당질식으로 서서히 전환되었고, 결국 1986년에는 당질이 총 섭취 칼로리의 60%까지 차지하게 되었다. 하지만 2005년 판 《조슬린 당뇨병학》에서는 탄수화물 섭취량을 다시 총 칼로리 대비 40%로 줄일 것을 권한다. 당질을 줄이는 방향으로 돌아선 것이다.

그런데 캘리포니아에 사는 한 일본인 여성이 내 블로그 〈닥터 에베의 당뇨병 심심 일기〉에 남긴 코멘트에 의하면, 현재 미국에서는 임신성 당뇨병에도 저당질식을 권하는 경우가 많은 것 같다.

이 여성은 29세로 지역 종합 병원에 근무하고 있다. 그녀는 임신 후 산부인과의와 당뇨병 전문의에게서 임신성 당뇨병이라는 진단을 받고 저당질식을 시작했다. 그리고 그 덕분인지 무사히 아기를 낳았고, 출산 후에는 정상으로 돌아갔다고 한다.

생각해 보면 농경을 시작하기 이전의 인류는 399만 년이나 당질제한식을 하며 임신, 출산, 수유, 육아를 해 왔을 것이다. 그러니 당뇨병 환자인 임산부가 당질제한식으로 무사히 출산한 것도 자연스럽다. 이 여성 외에도 내 블로그의 독자 중 몇몇이 당질제한식을 하며 임신부터 육아까지 건강하게 해내고 있는 것으로 안다.

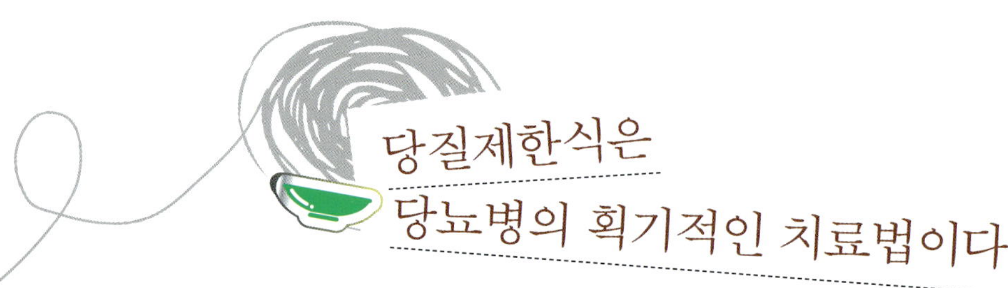

당질제한식은
당뇨병의 획기적인 치료법이다

나는 일본의 당뇨병 치료에 몇 가지 문제가 있다고 생각한다. 아직도 칼로리 제한을 우선시하며 위험한 식후 고혈당을 초래하는 고당질식(칼로리 대비 60%)을 권하기 때문이다.

혈당치를 올리는 식사를 권하는 동시에 '경구 혈당 하강제(SU제)'를 써서 혈당치를 강제로 내리라고 하다니, 피폐한 췌장에 채찍질하는 것과 무엇이 다른가.

그 외에 당질 분해를 저해하여 혈당치 상승을 완화하는 'α-글루코시다아제 저해제'는 혈당 하강제보다는 부작용이 적지만 그 효과가 한정적이다. 또 인슐린 투여를 통한 치료는 암과 알츠하이머병의 발병률을 높일 우려가 있다.

더욱이 충격적인 사실은 칼로리가 제한된 고당질식을 하면서 내복약이나 인슐린 주사로 혈당치를 내리면 오히려 사망률이 높아진다는 것이다. 이 사실은 2008년 미국 당뇨병학회에서 실시한 대규모 임상 실험으로 증명된 바 있다.

실험은 'ACCORD'와 'ADVANCE', 두 그룹을 대상으로 이루어졌다. 'ACCORD'는 고위험 당뇨병 환자인 미국인과 캐나다인 1만 251명, 'ADVANCE'는 마찬가지로 고위험 당뇨병 환자인 아시아, 오세아니아, 미국과 캐나다인 환자 1만 1,140명을 대상으로 했다. 연구팀은 그들의 혈당치를 엄격하게 관리하면서 5년간 추적 조사한 결과를 보고했다.

결론부터 말하면 두 그룹 다 혈당치를 철저히 관리했음에도 당뇨병 합병증인 대혈관 장애에 대한 예방의 효과는 없었다. 심지어 ACCORD 의 경우, 엄격하게 혈당치를 관리한 그룹의 총 사망률이 보통으로 혈 당치를 관리한 그룹보다 높아졌다. 그 결과 ACCORD의 실험이 3~4년 만에 급히 중지되기도 했다.

ACCORD의 총 사망률이 상승한 것은 약물로 혈당치만 급속히 내리 는 치료를 했기 때문에 생체의 균형이 깨진 탓이 아닐까 생각된다. 당 질 섭취는 줄이지 않고 혈당치만 무리하게 내리면 심한 저혈당과 심한 고혈당이 반복되어 몸에 큰 스트레스를 주기 때문이다.

또 실험 과정에서 다량으로 복용한 인슐린이나 액토스(Actos, 티아졸

리딘 유도체)의 부작용으로 평균 체중이 많이 불어나 실험 대상의 혈관 장애를 부추겼는지도 모른다.

다카오 병원의 당뇨병 치료 실적

당질제한식을 하면 혈당치가 손쉽게 개선되면서 지질을 비롯한 대사 전반이 원활해지므로 우리 몸에 불균형이 사라진다.

또한 약물을 아예 배제하거나 극히 소량만 사용하므로 약물에 의한 체중 증가가 없고, 혈당의 급변동 및 저혈당 위험이 아주 낮은 것이 특징이다. 오히려 당질제한식을 하면 체중 감소라는 부수적 효과를 기대할 수 있다.

다카오 병원은 1999년부터 당뇨병 치료에 내복약이나 인슐린 주사에 의존하지 않는 당질제한식을 활용하기 시작했다. 그때부터 지금까지 환자를 총 1,400명 정도 치료했으며 그중 약 450명은 입원 치료를 받았다. 좀처럼 찾아 볼 수 없는 치료법 때문인지 환자들은 홋카이도와 규슈를 포함한 전국 각지에서 찾아온다. 심지어 입원환자 중에는 미국, 프랑스, 스페인, 타이, 필리핀에 사는 일본인들도 있다.

입원해서 온종일 슈퍼 당질제한식을 먹다 보면 경구용 당뇨병 약을 먹지 않아도 식후 혈당이 순조롭게 내려간다.

혈당은 혈액 중에 들어와 산소를 운반하는 적혈구의 단백질(헤모글로빈)에 들러붙는다. 이를 당화 혈색소(HbA1c)라 하는데, 당화 혈색소 수치가 6.1% 이상이면 당뇨병으로 진단한다. 적혈구는 4개월 주기로 교체되므로, 전 적혈구에 대한 당화 혈색소 수치는 과거 1~2개월간 혈당치의 평균으로 볼 수 있다.

다카오 병원에 찾아오는 환자의 당화 혈색소 수치는 대부분 7% 이상이지만, 2주 정도 입원하면 거의 정상치를 회복한다. 2형 당뇨병으로 췌장의 기능이 저하되어 인슐린 주사를 맞던 사람도 3주 정도 입원하면 20%가량은 주사가 필요 없을 만큼 회복된다. 설령 주사를 계속 맞는다 해도 그 양이 3분의 1로 줄어든다.

하지만 유감스럽게도 환자 중 10~20%가량은 퇴원 후 당질제한식을 지속하지 못해 이전으로 돌아간다. 어떤 환자는 입원까지 해서 식후 혈당치와 당화 혈색소 수치를 겨우 내려놓았는데 혼자서는 당질제한식 유지가 어렵다며 재입원하기도 한다. 그러나 어쨌든 분명한 것은, 2형 당뇨병이든 1형 당뇨병이든 당질제한식만 실천하면 당뇨병은 반드시 치료된다는 것이다.

당뇨병이 무서운 이유는 당뇨병성 신증 같은 합병증 때문이다. 그런 합병증을 예방하기 위해 당질제한식에서는 다음과 같은 네 가지 목표를 세워 두었다.

① 공복 시 혈당치 126mg/dl 미만(향후 110mg/dl 미만)

② 식후 두 시간 혈당치 180mg/dl 미만(향후 140mg/dl 미만)

③ 이상적으로는 식후 한 시간 혈당치 180mg/dl 미만

④ 당화 혈색소 수치 6.5% 미만(향후 5.8% 미만)

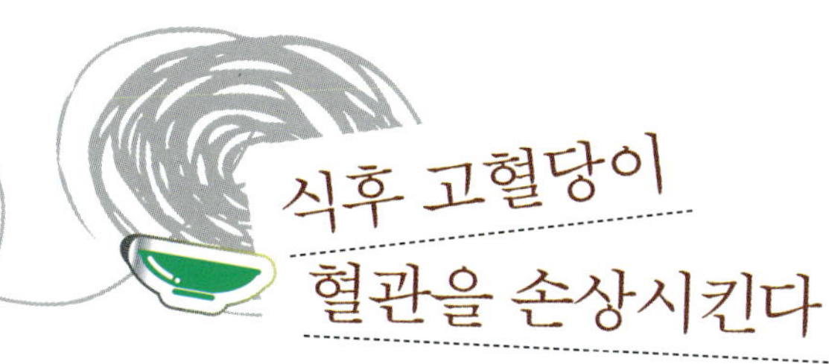

식후 고혈당이
혈관을 손상시킨다

당질이 대량으로 포함된 보통 식사를 하고 나면 혈당치가 급상승한다. 이것이 바로 '식후 고혈당'이다. 혈당을 잘 내리지 못하는 당뇨병 환자의 경우, 100~120mg/dl였던 공복 시 혈당치가 밥, 빵, 면 등을 먹은 뒤에는 200~300mg/dl까지 치솟는다.

식후 고혈당은 혈관을 내부에서부터 손상시키므로 동맥이 굳어서 손상되는 동맥 경화를 불러일으킬 수 있다.

혈관을 손상시키는 가장 큰 요인은 '산화 스트레스'다. 이는 활성 산소 등에 의해 세포막이나 세포핵의 DNA가 상처 입는 것을 의미한다. 우리가 들이마신 산소의 2~3%는 활성 산소가 되는데, 이렇게 활성 산소가 발생하는 것 자체는 극히 자연스러운 일이다. 우리 몸에는 활성 산소를 해독하는 효소가 있어서 산화 스트레스에 대항하는 항산화 작용을 하기 때문이다.

하지만 보통 때에 균형을 이루던 산화 스트레스와 항산화 작용은 식후 고혈당으로 그 균형을 잃고 만다. 고혈당 상태에서는 활성 산소도 많이 생기고 활성 산소를 처리하는 기능도 저하되어서 항산화 작용보다 산화 스트레스가 더 커진다. 그래서 결국 혈관을 구성하는 세포의 세포막이나 DNA가 손상되는 것이다.

아무리 작은 상처라도 일단 혈관에 상처가 생긴 채로 20년 이상 빈번한 식후 고혈당에 노출된다면 혈관은 점점 더 손상되고 결국 동맥 경화로 인한 심근 경색이나 뇌경색을 초래할 수 있다.

식후 고혈당의 위험에 대해 일본에서 이루어진 대표적인 연구로는 야마가타 현 후나가타 마을에서 실시된 '후나가타 마을 연구'가 있다.

연구팀은 후나가타 마을 사람들 중 당뇨병 환자와 정상인의 중간에 해당하는 '경계형'을 모집한 후 이들을 두 그룹으로 나누어 관찰했다. 공복 시 혈당치는 높지만 식후 혈당치는 그다지 높지 않은 그룹과 공복 시 혈당치는 낮지만 식후 혈당치는 높은 그룹을 5년에 걸쳐 조사한 것이다. 그 결과 식후 혈당치가 낮은 그룹의 심근 경색 확률은 정상인에 가까웠고 식후 고혈당 그룹의 심근 경색 확률은 당뇨병 환자와 비슷하게 나왔다.

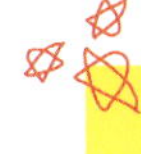

글루코오스 스파이크의 공포

식후 혈당치가 높고 공복 시 혈당치와 식후 혈당치의 차이가 큰 상태를 '글루코오스 스파이크'라고 한다. 스파이크(Spike)란 축구나 야구 운동화의 밑창에 붙이는 돌기를 말한다. 이는 식후 두세 시간 동안만 혈당치가 가파르게 상승했다가 다시 평소 수준으로 내려가는 모양이 스파이크와 비슷하다고 해서 붙여진 이름이다.

식후 고혈당에 글루코오스 스파이크까지 있으면 혈당치가 급격히 변동하면서 혈관에 대한 산화 스트레스를 증가시킨다.

인간의 몸에는 체내 환경을 일정 범위 내로 유지하려고 하는 항상성 기능이 있다. 그래서 혈당치나 혈압 등이 크게 변동하여 항상성을 혼란시키면 혼란을 진정시키고 항상성을 회복하기 위해 몸이 여분의 일을 하게 된다.

이는 이미 동물 실험으로 증명된 사실이다. 이 실험에서는 당뇨병에 걸린 쥐를 두 그룹으로 나눈 뒤 한 그룹에게는 24시간 내내 조금씩 먹이를 먹여 250~300mg/dl라는 높은 혈당치를 지속시켰다. 다른 한 그룹에게는 하루 두 번만 먹이를 주어 공복 시 혈당치 100mg/dl, 식후 혈당치 250㎎/*dl*인 글루코오스 스파이크를 유발했다. 그 결과 고혈당을 계속 유지한 그룹보다 글루코오스 스파이크를 일으킨 그룹에서 대혈관과 관련된 장애가 많이 발견되었다.

급격한 혈당치 변동이 혈관을 손상시키는데, 미미한 혈당치 변동 역시 작게나마 혈관에 손상을 끼치지 않을까?

당뇨병 환자가 아닌 건강한 사람이라도 백미나 흰 빵 같이 고도로 정제된 탄수화물 또는 설탕이 듬뿍 든 간식을 먹고 나면, 당뇨병 환자만큼 가파르지는 않지만 상당히 급격한 혈당 상승이 일어난다. 나는 이것을 '미니 스파이크'라 부른다. 즉, 당뇨가 없다고 해서 안심해서는 안 된다는 말이다.

미니 스파이크가 인체에 위험하다고 가정한다면 경험으로만 설명되던 '현미 채식'의 효과를 이론적으로도 설명할 수 있게 된다.

일본에는 예전부터 현미 채식이 건강식으로 잘 알려져 있었다. 그러나 현미와 채소만 먹으면 EPA나 DHA 등의 지방산과 비타민B12가 부족해지므로 현실적으로는 현미와 채식에 어패류를 추가한 '현미어채식'이 가장 안전하다.

다카오 병원에서도 당질제한식을 시작하기 전인 1984년부터 식이요법으로 현미어채식을 활용해 왔다. 현미어채식은 다양한 병의 개선에 도움이 된다. 정제된 곡물이나 설탕을 피하고 당질이 적은 채소를 많이 섭취하면 혈당치의 상하 변동이 적어져 미니 스파이크가 사라지기 때문이다.

마찬가지로 '마크로비오틱'이나 '게르손 요법'도 미정제 곡물과 채소를 권장하는데, 이들 역시 현미어채식과 같은 효과가 있다.

마크로비오틱은 일본의 사쿠라자와 유키카즈와 그 제자인 구시 미치오 등이 해외에 전파한 식사법으로 현미, 잡곡, 채소와 콩류를 기본으로 하며 백설탕을 쓰지 않는다는 특징이 있다. 게르손 요법은 막스 게르손이라는 독일 의사가 암에 대처하기 위해 고안한 독자적인 식이요법으로 대량의 채소 주스, 미정제 곡물, 과일을 주로 섭취하면서 염분, 유지, 동물성 단백질을 제한한다.

위에서 열거한 식이요법을 행하여 식후 혈당치를 140㎎/dl까지 내리면 혈관은 손상을 입지 않게 된다. 이처럼 식전, 식후의 혈당치 차이를 줄여서 항상성을 유지하는 것이 각 식이요법이 추구하는 건강의 비결이다.

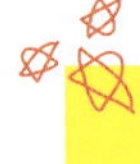

고당질의 해악 'AGE'란?

최근에는 고혈당으로 인한 'AGE'의 폐해에 관심이 집중되고 있다.

AGE(Advanced Glycation End-product)란 단백질과 당질이 결합한 물질로, 바꾸어 말하면 '최종 당화산물'이다.

고혈당이 지속되면 몸을 구성하는 단백질에 당질이 들러붙는다. 그 당질의 일부는 변성되어 아마도리 화합물(변성 포도당)이 되는데, 이 아마도리 화합물과 당질이 결합하여 생기는 물질이 바로 AGE다.

혈관 벽은 탄성이 뛰어난 콜라겐이나 엘라스틴 등의 단백질로 만들어지는데, 이들 단백질에서 생성된 AGE의 피해를 방지하기 위해 백혈구의 일종인 마크로파지(Macrophage, 대식 세포)가 출동하여 AGE 탐지 안테나로 AGE를 잡아먹는다. 이때 콜라겐 등의 단백질 일부가 함께 파괴되는데, 이를 회복시키기 위해 마크로파지가 콜라겐 등의 증식 인자를 내놓는다. 그런데 이 과정에서 콜라겐이 과잉 생산되면 혈관이 정상 기능을 잃게 된다.

AGE는 당뇨병의 주요한 합병증인 당뇨병 망막증, 당뇨병 신증의 원인으로 알려져 있다. 망막이나 신장의 작고 가는 혈관에 AGE가 축적

되어 혈관이 막히면, 당뇨병 망막증으로 실명하거나 인공 투석이 필요
한 당뇨병 신증으로 고생하게 된다.

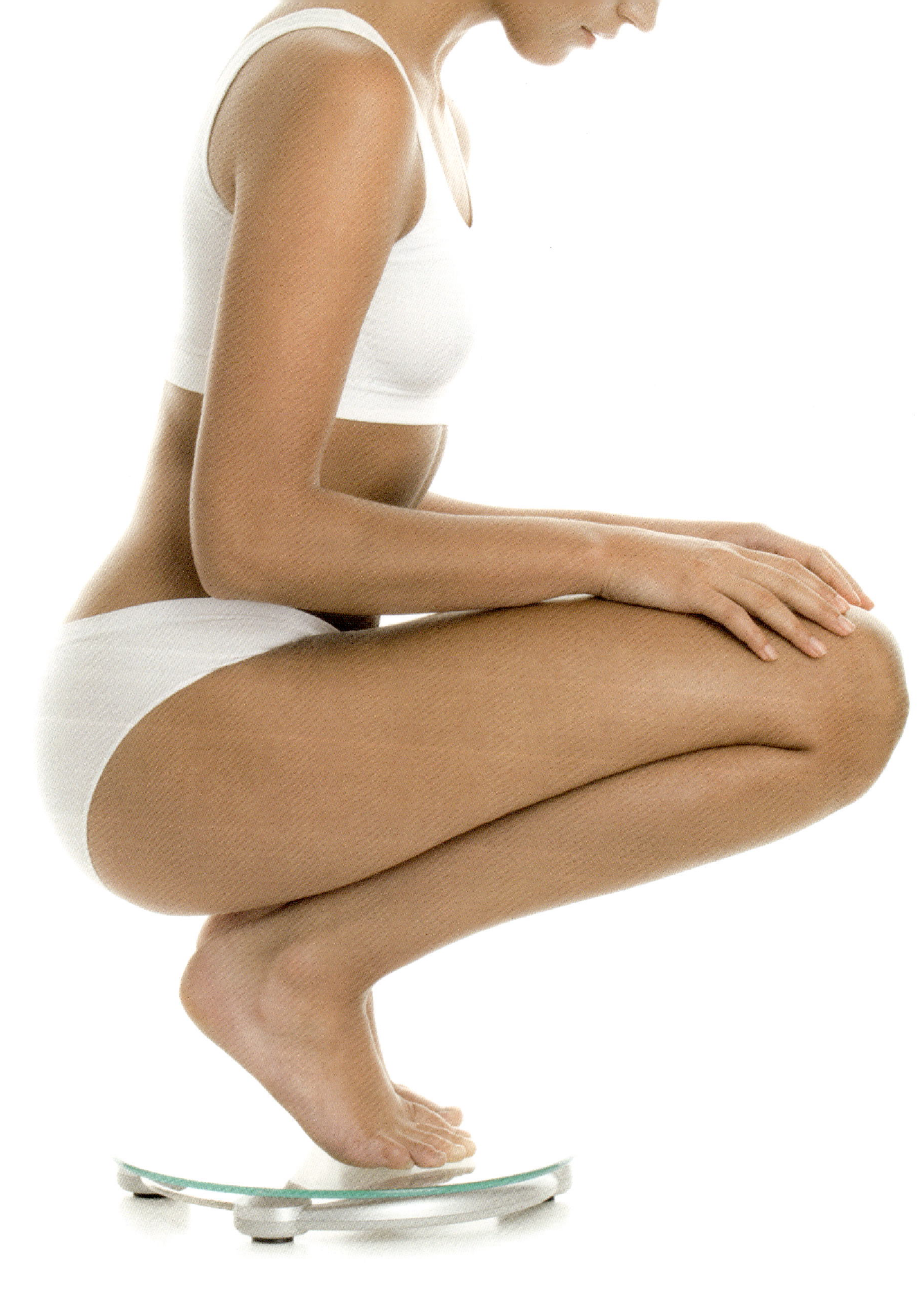

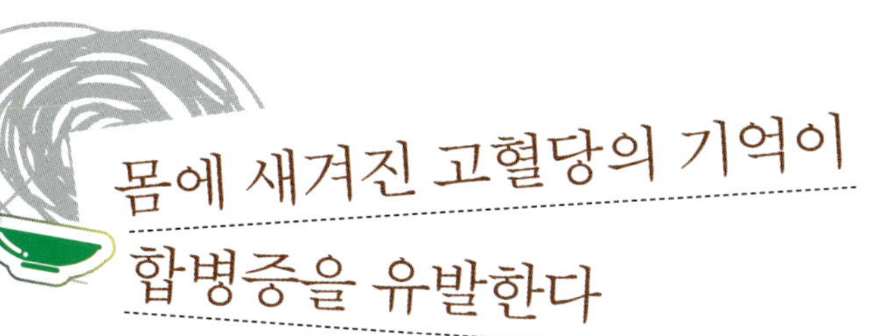

몸에 새겨진 고혈당의 기억이
합병증을 유발한다

고혈당으로 당뇨병 합병증이 발생하는 원리 중에 '고혈당의 기억(Hyperglycemic memory)'이라는 개념이 있다. 이는 '과거의 고혈당 상태와 그에 영향을 받았던 기억이 몸에 남아 당뇨병 합병증을 만들어 낸다.'는 이론이다.

끊임없이 분해와 합성을 반복하는 신진대사로 상시 교체되는 다른 단백질과는 달리 수명이 최대 10년이나 되는 혈관 벽의 콜라겐에는 고혈당으로 생긴 AGE가 장기간에 걸쳐 축적되기 쉽다. 결국 그것이 기억으로 남아 몸에 각인된다는 것이다.

'고혈당의 기억'이 존재한다는 것을 증명하기 위한 실험이 있었다. 바로 미국에서 1형 당뇨병 환자를 대상으로 실시한 대규모 임상 실험인 'DCCT'와 그 후속 실험인 'EDIC-DCCT'다.

먼저 DCCT에서는 1형 당뇨병 환자를 일반 치료를 받는 그룹과 더 엄격하게 혈당 관리를 하는 강화 치료 그룹으로 나누어 평균 6.5년간 추적 조사했다. 그리고 EDIC-DCCT에서는 일반 치료 그룹에게까지 강화 치료를 실시하며 두 그룹을 5.5년간 관찰했다. 즉, 한 그룹은 DCCT와 EDIC-DCCT에 걸친 11년 동안 지속적인 강화 치료를 받았고, 다른 한 그룹은 6.5년간 일반 치료를 받다가 EDIC-DCCT 단계에서 강화 치료로 전환한 것이다.

실험 단계가 EDIC-DCCT로 접어든 지 3~4년 후 두 그룹의 평균치는 거의 같은 수준이었다. 그러나 11년간의 심근 경색, 뇌졸중, 심혈관 질환에 의한 사망 위험률은 계속적인 강화 치료를 받았던 그룹이 57%나 낮았다.

EDIC-DCCT에서 강화 치료로 전환한 그룹에서는 DCCT 단계에서 일반 치료를 받으며 고혈당에 노출되었던 경험이 몸속에 고혈당의 기억으로 남아 있다가 합병증을 일으킨 것으로 추정된다.

그러므로 당뇨병 환자의 경우, 당질제한식을 신속히 시작하여 고혈당을 몸에 최대한 기억시키지 않는 것이 당뇨병 합병증을 피하는 지름길이다.

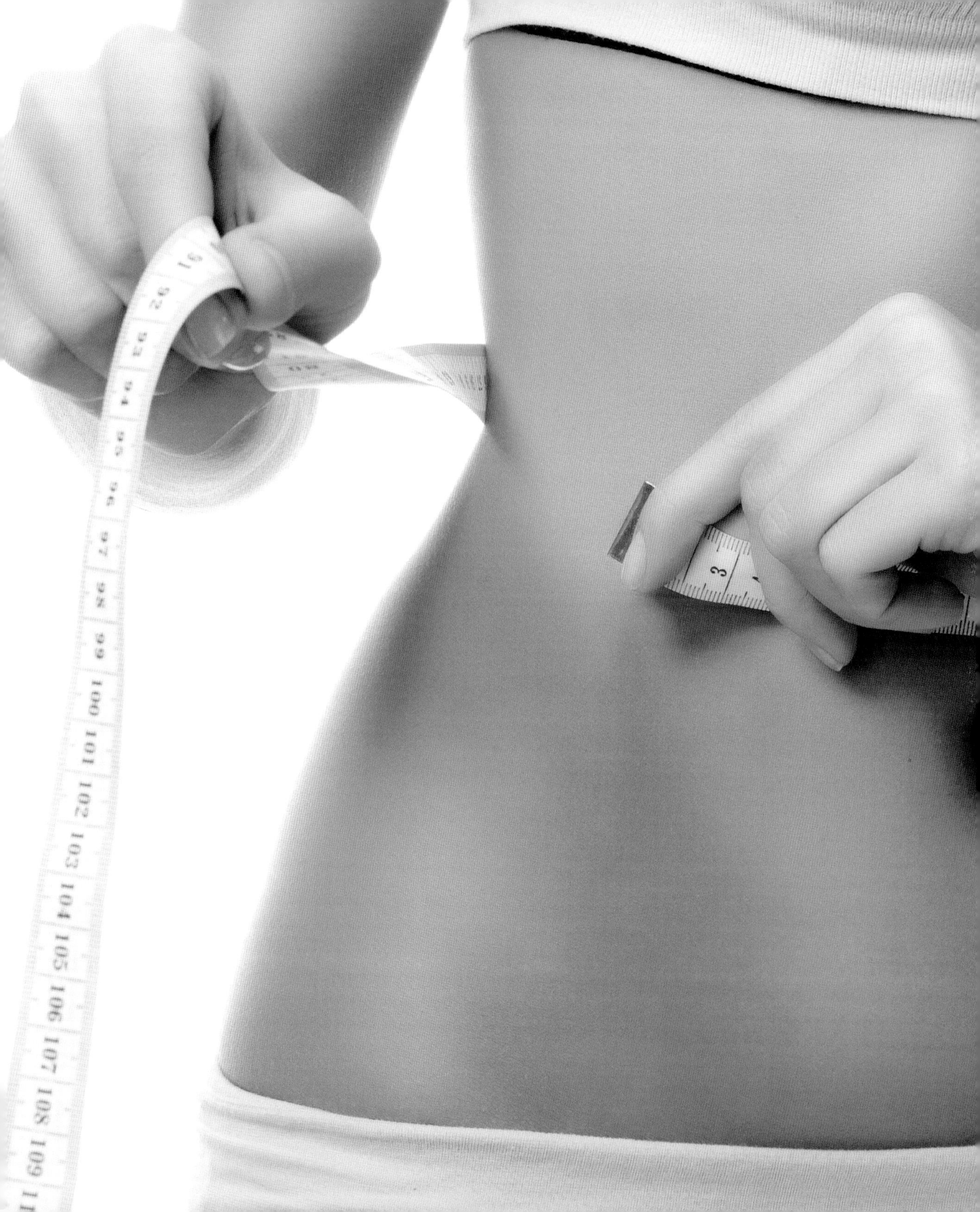

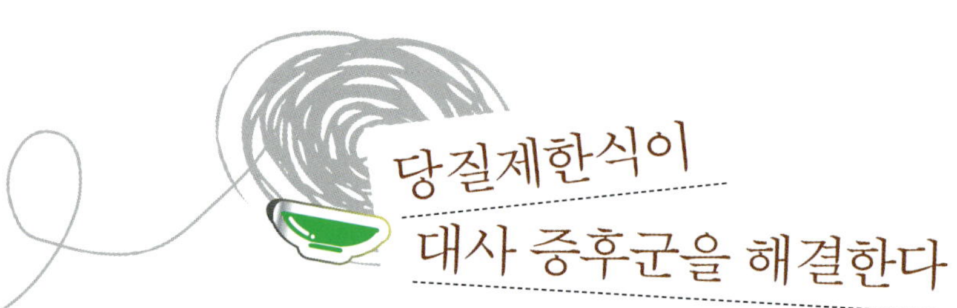

당질제한식이
대사 증후군을 해결한다

당질제한식을 지속하면 식후 고혈당과 글루코오스 스파이크가 사라지고 지질을 먼저 소비하는 체질로 바뀌므로 체중이 줄어든다. 또 지질이 활발하게 대사되면 혈액 속 중성 지방이 줄어들고 HDL 콜레스테롤은 늘어나서 비만도 해소된다.

당질제한식의 효과는 2006년, 식이요법 전문지인 〈아메리칸 저널 오브 크리티컬 뉴트리션〉에 개제된 논문에서도 확인되었다. 이 논문에서는 '기존의 고당질식은 HDL 콜레스테롤을 줄이고 중성 지방을 늘려 비만을 악화시킨다.'고 말한다.

당질제한식은 대사 증후군 해소에도 효과적이다. 일본 동맥경화 학회에 의하면 대사 증후군이란 내장 지방이 지나치게 축적된 내장 비만, 당뇨병, 고혈압, 지질이상증 등 생활 습관병의 위험 인자가 중첩된 것을 말한다. 즉 배꼽 높이 배 둘레가 남성 85㎝, 여성 90㎝ 이상인 내

장 비만, 당뇨병, 고혈압, 지질이상증 중 두 가지 이상에 해당되면 대사
증후군인 것이다.

내장 지방은 아디포사이토카인이라는 호르몬과 유사한 물질을 분비
한다. 아디포사이토카인에는 이로운 물질과 해로운 물질이 있는데, 내
장 비만으로 내장 지방의 지방 세포가 거대해지면 이로운 물질이 줄고
해로운 물질이 늘어난다. 그 결과 체내 대사가 혼란되어 대사 증후군
이 발생하게 된다.

대사 증후군이 발생하는 원인으로는 흰 밥이나 빵, 설탕 같은 정제
탄수화물의 빈번하고 과다한 섭취를 들 수 있다.

정제 탄수화물을 과도하게 섭취하면 포도당의 미니 스파이크로 인
해 췌장이 인슐린을 추가로 분비한다. 빈번하게 당질을 섭취하고 그때
마다 인슐린이 분비되면 인슐린이 섭취한 당질을 지방 세포로 만들어
축적하므로 내장 비만이 생긴다. 즉, 비만의 근본 원인은 정제 탄수화
물의 빈번하고 과다한 섭취다.

내장 비만이 지속되면 해로운 아디포사이토카인 등의 영향으로 인
슐린 효능이 떨어져 혈당치가 잘 내려가지 않게 된다. 즉 '인슐린 저항
성'이 강해지는 것이다. 그러면 췌장이 더 많은 인슐린을 분비하여 혈

당치를 내리려 애쓰게 되고 결국 인슐린이 항상 혈중에 넘치는 '고인슐린혈증'이 발생한다.

췌장이 건강할 때는 인슐린 저항성이 있더라도 고혈당이 발생하지는 않는다. 그러나 그 상태가 10년 이상 지속되면 췌장 기능이 떨어져서 인슐린 분비력이 저하되고 결국은 혈당 조절 능력을 잃어버리고 만다. 이것이 바로 2형 당뇨병이다.

동시에 내장 비만이 되면 중성 지방이 늘어서 콜레스테롤 상태가 악화되므로 '지질이상증'이 생긴다. 또 혈액 중에 중성 지방이나 소립자 LDL콜레스테롤, 산화 LDL콜레스테롤이 많아지면 혈관이 굳고 약해져서 고혈압이 진행된다. 이런 식으로 당뇨병, 지질 이상증, 고혈압이 공존하는 대사 증후군 환자가 되는 것이다.

하지만 당질제한식을 하면 대사 전반이 개선되어 대사 증후군 지표가 모두 좋아진다.

당질제한식은 일본인 사망 원인 1위인 암 예방에도 효과적이다. 비만은 암의 위험 인자이기도 하기 때문이다.

2007년, 세계 암 연구 기금과 미국 암 연구협회가 7,000건 이상의 연구를 토대로 〈음식, 영양, 운동과 암 예방〉에 대한 보고를 했다.

보고에 따르면, 비만은 대장, 식도, 췌장, 신장, 자궁 내막, 유방의 여섯 가지 암의 발병률을 높인다고 한다. 또 담낭암의 발병률 역시 높이는 것으로 보인다고 한다.

전통적인 당질제한식을 지속했던 시절, 이누이트에게 이런 서구형 암이 없었다는 사실 역시 당질제한식의 암 예방에 대한 효과를 뒷받침한다.

지금까지 당질 다이어트에 대해 알아보았는데 독자들은 어떻게 느꼈을지 모르겠다. 이 다이어트법의 핵심은 오직 '당질 제한'이다. 번거로운 칼로리 계산 따위는 전혀 필요 없다. 너무 간단해서 '게으른 다이어트'라는 별명까지 붙었을 정도다.

'간단해서 좋긴 한데 당질을 전혀 먹지 않으면 혈당이 너무 낮아지지 않을까요?' 하는 질문이 나올 법도 하다. 그러나 책에서 거듭 말한 것처럼 간이 당 생성 과정을 통해 항상 포도당을 만들고 있으니 그럴 염려는 없다. 기존 다이어트들의 상식과는 달리 '지방은 실컷 먹어도 좋으니 당질만 줄여라.'라는 당질제한식의 기본자세가 놀랍지 않은가?

1999년, 당시 병원장이었던 형이 다카오 병원에 처음으로 당질제한식을 도입했을 때, 사실은 나 역시 비상식적이고 말도 안 되는 방법이라고 생각했다.

그러던 어느 날 내 담당 환자 한 명이 혈당치 560㎎/*dl*, 당화 혈색소 수치 14.5%라는 중증으로 입원했다. 이 환자에게 즉시 칼로리 제한 요법을 시작했지만 일주일이 지나도 식후 혈당치가 여전히 400㎎/*dl* 이상으로 별 차도가 없었다.

그래서 일단 한 번 해 보자는 마음으로 당질제한식을 도입했다. 그랬더니 그날부터 식후 혈당치가 180㎎/*dl* 이하로 유지되었다. 그리고 3개월 후에는 내복약이나 인슐린 주사를 전혀 쓰지 않고도 당화 혈색소 수치가 6.2%로 안정되었다. 너무나 극적인 반전이었기에, 나는 이때부터 새로운 세상에 눈을 뜬 듯 당질제한식에 몰두하게 되었다.

그 이듬해(2002년)에는 나도 당뇨병 진단을 받았다. 그래서 더욱 철저히 연구한 끝에 당질제한식이 당뇨병뿐만 아니라 비만이나 대사 증후군을 비롯한 각종 생활 습관병에도 효과가 있다는 것을 확신하게 되었다. 또 '지방 해악설', '칼로리 지상주의', '뇌의 에너지는 포도당뿐' 등의 주장이 하나같이 근거 없는 신화에 불과하다는 것도 확실히 알게 되었다.

그러나 상식의 벽이 너무 높아서인지 이렇게 명확한 증거가 있어도 의사와 영양사 100명 중 99명은 아직도 '지방 해악설', '칼로리 지상주의', '뇌의 에너지원은 포도당뿐'이라는 근거 없는 신화를 믿고 있는 것이 현실이다.

여전히 당질제한식이 '특이한 식사'로 느껴지는가? 하지만 당질제한식이야말로 인류에게 있어 가장 자연스러운 식사다.

인류는 대략 400만 년 동안 수렵과 채집으로 얻은 고기, 생선, 나무 열매 등을 주식으로 삼아 왔다. 즉, 우리 인류는 기본적으로 당질제한식을 먹어 온 것이다. 농경이 확대되어 정착한 것은 불과 약 4,000년 전의 일이며 주식이 곡물(당질)로 바뀐 것도 그때부터다. 다시 말해 당질이 주식이었던 시간은 인류 400만 년의 역사에 비추어보면 겨우 1,000분의 1에 불과하다.

인간의 영양·대사·생리는 모두 당질제한식에 맞추어 진화되었고 우리 인류는 당질제한식과 함께 임신·출산·육아·일상생활을 영위해 왔다. 그러니 당질제한식과 고당질식 중 어느 쪽이 인류에게 자연스러운 식사인지는 말할 필요도 없다.

　그러므로 당질제한식이라는 인류 본연의 식사를 실천했을 때 비만과 당뇨병 등 각종 생활 습관병이 개선되는 것도 어찌 보면 당연한 일이다.

　이 책이 독자 여러분의 다이어트와 건강 증진에 도움이 되기를 간절히 바란다.

2011년 6월

다카오 병원 의사 겸 이사장 에베 코지

당질제한식 1주일 레시피
식품 당질량 리스트

2011년 현재 다카오 병원에서 입원 환자들에게 제공하는 한 주 동안의 슈퍼 당질제한식 메뉴다. 하루 섭취 칼로리는 1,600㎉ 정도로 설정했다. 점심의 섭취 칼로리가 저녁보다 많은 것은 두유와 치즈가 있어서다. 두유와 치즈는 낮에 섭취하는 것이 좋으므로 점심에 배식하지만 환자들이 알아서 간식으로 3시쯤 먹거나 저녁에 먹기도 한다. 식단을 짜는 데 참고하기 바란다.

■ 당질제한식 1주일 레시피

	요리명	재료명	분량(g)	칼로리(kcal)	단백질(g)	지질(g)	당질(g)
아침	저당질 빵	저당질 빵	60				
	버터	버터	7				
	달걀 프라이	달걀	60				
		국간장	2				
		식용유	1				
	참깨가루 무침	배추	80				
		참깨 드레싱	5	401	25.3	23.2	13.4
		진간장	2				
	수프	브로콜리	50				
		깐 양파	20				
		비엔나소시지	20				
		콩소메	1				
		국간장	1				
	토마토 주스	토마토	160				
점심	낫토	다진 낫토	50				
		진간장	3				
		겨자	0.3				
	고야튀김 조림	고야두부	10				
		식용유	10				
		콜리플라워	80				
		당근	20				
		돼지고기	30				
		국간장	5				
		유자	1				
	낙지오이	오이	50				
		푸른 차조기	0.5	701	52.3	44.7	13.3
		낙지	20				
		생강	3				
		국간장	2				
		식초	5				
	닭고기 데리야키	닭다리살	60				
		진간장	3				
		맛술	1				
		식용유	0.3				
		양배추	50				
		국간장	2				
	치즈	치즈	18				
	무조정 두유	무조정 두유	200				
저녁	된장국	된장	10				
		무	30				
	돼지고기 허브구이	돼지 넓적다리살	50				
		소금	0.5				
		백포도주	1				
		바질	0.02				
		타임(향신료)	0.05				
		식용유	0.3				
	소테(구이)	깐 양파	50				
		만가닥버섯	20				
		베이컨	20				
		소금	0.4	492	40.5	29.7	10.2
	미니토마토	미니토마토	20				
	조림	무	40				
		튀긴 두부	75				
		잔멸치	3				
		진간장	2				
	연어 데리야키	연어	60				
		진간장	3				
		식용유	0.2				
	풋나물 육수조림	시금치	80				
		유부	7				
		진간장	3				
합계				1594	118.1	97.6	36.9

	요리명	재료명	분량(g)	칼로리(kcal)	단백질(g)	지질(g)	당질(g)
아침	저당질 빵	저당질 빵	60	421	25.9	25.7	12.3
	버터	버터	7				
	카레 소테	돼지고기 다짐육	20				
		양배추	30				
		당근	10				
		카레가루	0.1				
		식용유	1				
		진간장	2				
	삶은 달걀	달걀	60				
	샐러드	양배추	30				
		오이	20				
		아스파라거스	20				
		로스햄	15				
		올리브유	6				
		식초	5				
		소금	0.4				
	토마토 주스	토마토	160				
점심	달걀 지짐이	달걀	60	638	52	40.6	10
		참치 통조림	25				
		시금치	40				
		국간장	3				
		식용유	0.5				
	가자미 데리야키	말린 가자미	60				
		진간장	3				
		식용유	0.2				
	겨자무침	시금치	70				
		겨자	0.3				
		흰참깨	1				
		진간장	2.4				
	수프	배추	40				
		만가닥버섯	20				
		당근	10				
		깐 양파	30				
		깐 새우	20				
		베이컨	10				
		콩소메	1				
		국간장	2				
	돼지고기 두부조림	구운 두부	50				
		돼지고기	30				
		청경채	60				
		국간장	4				
	치즈	아기용 치즈	15				
	무조정 두유	무조정 두유	200				
저녁	된장국	된장	10	542	43.7	33.3	11.5
		유부	7				
		숙주나물	30				
	검은 볼락 데리야키	검은 볼락	60				
		진간장	3				
		식용유	0.3				
	매실초 생강절임	생강	7				
		매실초	3				
	버섯 무침	배추	80				
		만가닥버섯	20				
		흰 참깨	1				
		진간장	2				
물두부(두부를 다시마 국물에 삶은 것)		두부	100				
		진간장	3				
		파드득나물	3				
	돼지고기 소테	돼지고기	80				
		양배추	60				
		진간장	4				
		식용유	0.5				
	샐러드	콜리플라워	50				
		로스햄	20				
		마요네즈	15				
합계				1601	121.6	99.6	33.8

	요리명	재료명	분량(g)	칼로리(kcal)	단백질(g)	지질(g)	당질(g)
아침	저당질 빵	저당질 빵	60				
	버터	버터	7				
	나물조림	숙주나물	60				
		유부	7				
		국간장	3				
	달걀 지짐이	달걀	60				
		비엔나 소시지	20				
		소금	0.4	466	27.1	30	13.2
		식용유	0.3				
	카레 수프	유부	7				
		깐 양파	30				
		당근	5				
		베이컨	15				
		카레가루	0.03				
		국간장	6				
	토마토 주스	토마토	160				
점심	참깨가루 무침	시금치	70				
		참깨 드레싱	3				
		국간장	2				
	닭고기조림	닭다리살	50				
		맛술	1				
		진간장	2				
		콩	5				
		식용유	7				
		양배추	30				
		오이	20				
		생강	7				
		흰 참깨	2				
		파	4				
	모둠조림	두부	100	680	47.1	45.8	12.8
		유부	10				
		당근	20				
		무	40				
		참기름	1				
		진간장	4				
	돼지고기 볶음	버섯	40				
		당근	20				
		돼지고기	50				
		식용유	1				
		소금	0.4				
		후추	0.01				
	치즈	치즈	18				
	무조정 두유	무조정 두유	200				
저녁	된장국	된장	10				
		양배추	30				
	새우경단조림	깐 새우	60				
		두부	70				
		국간장	1				
		녹말가루	2				
		생강	3				
		달걀	5				
		파	4				
		무	80				
		시금치	30				
		당근	30				
		맛술	1				
		진간장	6	457	39.5	22	17.3
	겨자 무침	쪽파	60				
		유부	10				
		겨자	0.3				
		진간장	3				
	고등어구어	고등어	60				
		진간장	3				
		식용유	0.2				
		무	50				
	달걀국	배추	50				
		유부	7				
		당근	10				
		달걀	60				
		국간장	3				
합계				1603	113.7	97.8	43.3

	요리명	재료명	분량(g)	칼로리(kcal)	단백질(g)	지질(g)	당질(g)
아침	저당질 빵	저당질 빵	60				
	버터	버터	7				
	양상추 소테	양상추	50				
		베이컨	10				
		소금	0.3				
		식용유	0.1				
	샐러드	양배추	40				
		참치캔	15				
		올리브 유	5				
		맛술	5	427	20.4	29.2	13
		소금	0.4				
	버섯 수프	만가닥버섯	20				
		팽이버섯	20				
		토마토	30				
		베이컨	20				
		버터	1				
		콩소메	1				
		소금	0.5				
	토마토 주스	토마토	160				
점심	꽁치포구이	꽁치포	90				
		식용유	0.6				
	무즙	무	40				
	고기두부	돼지고기	40				
		두부	100				
		당근	20				
		진간장	5				
	된장국	된장	10	661	52.3	40.6	13.2
		무	30				
		당근	10				
		유부	10				
		쪽파	3				
	낫토	다진 낫토	50				
		진간장	2.5				
		쪽파	3				
	치즈	아기용 치즈	15				
	무조정 두유	무조정 두유	200				
저녁	된장국	된장	10				
		미역	1				
	플레인 오믈렛	달걀	60				
		버터	2				
		로스햄	10				
		산파	5				
		유지방 크림	10				
		소금	0.5				
		퓌레	10				
		진간장	1				
	시금치 소테	시금치	70				
		소금	0.3				
		식용유	0.5	521	35.4	34.2	10.3
	모둠 조림	배추	100				
		당근	10				
		유부	7				
		진간장	3				
	고야두부 데침	고야두부	10				
		당근	20				
		국간장	3				
	닭고기 데리야키	닭가슴살	80				
		진간장	3				
		맛술	1				
		식용유	0.5				
		토마토	50				
합계				1609	108.1	104	36.5

	요리명	재료명	분량(g)	칼로리(kcal)	단백질(g)	지질(g)	당질(g)
아침	저당질 빵	저당질 빵	60				
	버터	버터	7				
	조림 반찬	톳	3				
		유부	5				
		무	20				
		당근	10				
		진간장	4				
		식용유	0.3	402	25.5	24.1	11.4
	햄에그	달걀	60				
		소금	0.3				
		로스햄	20				
		식용유	0.3				
	데친 브로콜리	브로콜리	50				
		마요네즈	7				
	토마토 주스	토마토	160				
점심	방어 데리야키	방어	60				
		진간장	3				
		식용유	0.2				
		토마토	50				
	팔보채	돼지고기	40				
		간 새우	20				
		당근	20				
		말린 표고버섯	1				
		오징어	20				
		배추	80				
		삶은 죽순	30				
		파	20				
		국간장	6				
		식용유	0.3				
	무즙 무침	무	60	670	61.2	35.4	17.5
		콩	15				
		오이	20				
		당근	10				
		국간장	2				
		소금	0.1				
		식초	5				
	바지락 마파두부	두부	100				
		바지락살	30				
		쪽파	10				
		말린 표고버섯	1				
		진간장	4				
		두반장(중국식 고추장)	0.1				
	치즈	치즈	18				
	무조정 두유	무조정 두유	200				
저녁	된장국	된장	10				
		배추	30				
	삼치 유자 소스 구이	삼치	60				
		유자	10				
		진간장	3				
	미역 오이절임	미역	2				
		오이	30				
		진간장	2				
		실가다랑어포	0.1				
	물두부 무즙무침	두부	100				
		무	30				
		맛버섯	10	534	45.5	29.7	14.1
		국간장	5				
	소고기 소테	소고기	50				
		간 양파	60				
		당근	20				
		진간장	4				
		식용유	1				
	두부튀김 소보로	튀긴 두부	75				
		돼지고기 다짐	30				
		쪽파	5				
		생강	3				
		진간장	4				
합계				1606	132.2	89.2	43

	요리명	재료명	분량(g)	칼로리(kcal)	단백질(g)	지질(g)	당질(g)
아침	저당질 빵	저당질 빵	60	434	29.3	25.1	14.1
	버터	버터	7				
	계란국	양배추	40				
		깐 새우	20				
		달걀	30				
		식용유	0.5				
		국간장	3				
	두부와 간장 소스	두부	100				
		올리브유	4				
		바질	0.01				
		진간장	2.5				
	두부 수프	팽이버섯	30				
		버터	2				
		무조정 두유	100				
		베이컨	5				
		소금	0.7				
	토마토 주스	토마토	160				
점심	임연수 데리야키	임연수어	60	661	55.9	38.1	17
		진간장	3				
		식용유	0.3				
	소고기두부	소고기	60				
		두부	150				
		당근	20				
		깐 양파	60				
		실곤약	20				
		진간장	6				
		식용유	0.3				
	된장국	된장	10				
		유부	7				
		배추	30				
		두부	20				
	미역무침	무	40				
		미역	1				
		참치 통조림	30				
		국간장	2				
	참깨가루 무침	시금치	60				
		참깨 드레싱	5				
		진간장	2				
	치즈	아기용 치즈	15				
	무조정 두유	무조정 두유	200				
저녁	된장국	된장	10	499	37.6	29.2	15.1
		무	30				
	갈릭 두부 스테이크	두부	150				
		식용유	0.3				
		진간장	4				
		마늘	0.3				
		브로콜리	30				
		노란 피망	20				
		미니토마토	10				
	계란국	깐 양파	50				
		당근	10				
		달걀	40				
		구운 붕장어	10				
		국간장	4				
	붉돔조림	붉돔	60				
		무	50				
		맛술	1				
		진간장	5				
	샐러드	양배추	50				
		로스햄	20				
		마요네즈	10				
합계				1594	122.8	92.4	46.2

	요리명	재료명	분량(g)	칼로리(kcal)	단백질(g)	지질(g)	당질(g)
아침	저당질 빵	저당질 빵	60	442	26.8	27.1	12.2
	버터	버터	7				
	고비나물	고비	50				
		유부	7				
		당근	10				
		진간장	4				
	달걀 지짐	달걀	60				
		로스햄	20				
		국간장	2				
		식용유	0.1				
	무 샐러드	무	50				
		당근	5				
		참치 통조림	15				
		올리브유	5				
		식초	5				
		소금	0.3				
	토마토 주스	토마토	160				
점심	샐러드	양배추	50	655	46.3	43.2	14.3
		베이컨	15				
		마요네즈	10				
	닭고기구이	잘게 썬 닭가슴살	40				
		식용 간	30				
		깐 양파	50				
		피망	30				
		숙주나물	40				
		식용유	0.5				
		진간장	6				
		맛술	1				
	큰 실말 초무침	큰 실말	40				
		참마	20				
		생강	3				
		국간장	2				
		식초	5				
	연어 뫼니에르	연어	60				
		소금	0.3				
		버터	3				
		브로콜리	50				
		진간장	1				
	치즈	치즈	18				
	무조정 두유	무조정 두유	200				
저녁	된장국	된장	10	510	40.7	28.6	15.3
		깐 양파	30				
	참서대 달걀구이	참서대	60				
		맛술	1				
		국간장	3				
		달걀	10				
		산파	3				
		식용유	0.5				
	양상추 마요네즈 무침	양상추	20				
		마요네즈	15				
	미니토마토	미니토마토	20				
	두부조림	무	50				
		구운 두부	50				
		국간장	4				
		유자	1				
	붕장어조림	구운 붕장어	40				
		우엉	30				
		국간장	3				
	닭고기 두부 소보로니	깐 양파	30				
		다진 닭고기	40				
		두부	100				
		국간장	4				
합계				1607	113.8	98.9	41.8

■ 식품 당질량 리스트

	식품명	상용량(g)	칼로리(kcal)	당질(g)	100g당 당질량(g)
전분류	현미	170	595	120.4	70.8
	정백미	170	605	130.2	76.6
	배아정미	170	602	125.8	74.0
	현미밥	150	248	51.3	34.2
	정백미 밥	150	252	55.2	36.8
	배아미 밥	150	251	53.4	35.6
	죽(정백미)	220	156	34.3	15.6
	오분죽(정백미)	220	79	17.2	7.8
	중탕(정백미)	200	42	9.4	4.7
	현미죽	220	118	32.1	14.6
	떡	50	11	24.8	49.5
	찰밥	120	227	48.8	40.7
	쌀떡꼬치	90	189	41.2	45.8
	식빵	60	158	26.6	44.4
	프랑스빵	30	84	16.4	54.8
	호밀빵	30	79	14.1	47.1
	포도빵	60	161	29.3	48.9
	롤빵	30	95	14.0	46.6
	크루아상	30	134	12.6	42.1
	잉글리시 머핀	60	137	23.8	39.6
	난	80	210	36.5	45.6
	우동(데침)	250	263	52.0	20.8
	소면	50	178	35.1	70.2
	중화면(생)	130	365	69.7	53.6
	중화면(찜)	170	337	62.1	36.5
	메밀국수(데침)	170	224	40.8	24.0
	마카로니	10	38	7.0	69.5
	스파게티	80	302	55.6	69.5
	만두 피	6	17	3.3	54.8
	슈마이 껍질	3	9	1.7	56.7
	콘플레이크	25	95	20.3	81.2
	메밀가루	50	181	32.7	65.3
	밀가루(박력분)	9	33	6.6	73.4
	빵가루	3	11	1.8	59.4
	쌀가루	3	11	2.3	77.9
	찹쌀가루	9	33	7.2	79.5
	찐 찹쌀가루	12	45	9.6	79.7
감자류	곤약	50	3	0.1	0.1
	고구마	60	79	17.5	29.2
	토란	50	29	5.4	10.8
	감자	60	46	9.8	16.3
	감자튀김	50	119	14.7	29.3
	참마	50	33	6.5	12.9
	칡녹말	20	69	17.1	85.6
	전분가루(감자전분)	3	10	2.4	81.6
	콘스터치(옥수수전분)	2	7	1.7	86.3
	녹두당면	10	35	8.1	80.9
	당면	10	34	8.3	83.1
콩류	팥(건)	10	34	4.1	40.9
	까치콩(편두)(건)	10	33	3.9	38.5
	완두(데친 것)	30	44	5.3	17.5
	누에콩(건)	20	70	9.3	46.6
	대두(건)	10	42	1.1	11.1
	대두(데친 것)	50	90	1.4	2.7
	콩가루(탈피대두)	5	22	0.8	16.1
	두부	135	97	1.6	1.2
	구운 두부	50	44	0.3	0.5
	튀긴 두부	135	203	0.3	0.2
	유부	30	116	0.4	1.4

	식품명	상용량(g)	칼로리(kcal)	당질(g)	100g당 당질량(g)
콩류	실낫토	50	100	2.7	5.4
	굵게 쪼갠 낫토	50	97	2.3	4.6
	비지	40	44	0.9	2.3
	무조정 두유	210	97	6.1	2.9
종실류	아몬드(건)	50	299	4.7	9.3
	아몬드(튀김, 조미)	50	303	5.2	10.4
	캐슈넛(튀김, 조미)	30	173	6.0	20.0
	호박씨(볶음, 조미)	50	287	2.4	4.7
	은행(생)	15	28	5.5	36.7
	은행(데침)	10	17	3.2	32.3
	밤(생)	20	33	6.5	32.7
	호두(볶음)	6	40	0.3	4.2
	코코넛밀크	50	75	1.3	2.6
	참깨(건)	3	17	0.2	7.6
	참깨(볶음)	3	18	0.2	5.9
	피스타치오(볶음, 조미)	40	246	4.7	11.7
	해바라기씨(튀김, 조미)	40	244	4.1	10.3
	헤즐넛(튀김, 조미)	40	274	2.6	6.5
	마카다미아 너트(볶음, 조미)	50	360	3.0	6.0
	땅콩(볶음)	40	234	5.0	12.4
	피넛버터	17	109	2.4	14.4
채소류	신선초	10	3	0.1	1.1
	그린 아스파라거스	30	7	0.6	2.1
	화이트 아스파라거스	15	3	0.4	2.6
	강낭콩	50	12	1.4	2.7
	두릅	20	4	0.6	2.9
	풋콩	50	68	1.9	3.8
	완두풋콩	20	7	0.9	4.5
	순무 잎	80	16	0.8	1.0
	순무 뿌리	50	10	1.6	3.1
	호박	50	46	8.6	17.1
	콜리플라워	80	22	1.8	2.3
	양배추	50	12	1.7	3.4
	오이	50	7	1.0	1.9
	우엉	60	39	5.8	9.7
	비타민	80	11	0.4	0.5
	풋고추	4	1	0.1	2.1
	쑥갓	15	3	0.1	0.7
	생강	20	6	0.9	4.5
	생강 감식초절임	5	3	0.5	10.5
	토란줄기	80	13	2.0	2.5
	미나리	15	3	0.1	0.8
	샐러리	50	8	0.9	1.7
	누에콩(풋콩)	20	22	2.6	12.9
	무순	5	1	0.1	1.4
	무청	30	8	0.4	1.3
	무	100	18	2.7	2.7
	무말랭이	10	28	4.7	46.8
	데친 죽순	50	15	1.1	2.2
	양파	100	37	7.2	7.2
	청경채	100	9	0.8	0.8
	고사리	50	11	0.2	0.4
	옥수수	90	83	12.4	13.8
	토마토	150	29	5.6	3.7
	미니토마토	10	3	0.6	5.8
	토마토 홀 통조림	100	20	3.1	3.1
	토마토주스	180	31	5.9	3.3
	가지	80	18	2.3	2.9
	부추	100	21	1.3	1.3

	식품명	상용량(g)	칼로리(kcal)	당질(g)	100g당 당질량(g)
채소	당근	30	11	1.9	6.4
	마늘	7	9	1.4	20.6
	마늘종	50	23	3.4	6.8
	대파	50	14	2.5	5.0
	쪽파	5	2	0.2	4.1
	배추	100	14	1.9	1.9
	파슬리	3	1	0.0	1.4
	피망	25	6	0.7	2.8
	붉은 피망	70	21	3.9	5.6
	노란 피망	70	19	3.7	5.3
	머위	40	4	0.7	1.7
	브로콜리	50	17	0.4	0.8
	시금치	80	16	0.2	0.3
	콩나물	40	6	0.5	1.3
	대두콩나물	40	15	0.0	0.0
	양상추	20	2	0.3	1.7
	연근	30	20	4.1	13.5
과일	아보카도	80	150	0.7	0.9
	딸기	75	26	5.3	7.1
	무화과	50	27	6.2	12.4
	밀감	70	32	7.8	11.0
	오렌지	65	30	7.0	10.8
	감	100	60	14.3	14.3
	키위	120	64	13.2	11.0
	금귤	10	7	1.3	12.9
	그레이프 프루츠	160	61	14.4	9.0
	버찌	60	36	8.4	14.0
	수박	180	67	16.6	9.2
	배	120	52	12.5	10.4
	파인애플	180	92	21.4	11.9
	중만생 밀감	130	59	13.0	10.0
	바나나	100	86	21.4	21.4
	파파야	115	44	8.4	7.3
	포도	45	27	6.8	15.2
	멜론	100	42	9.8	9.9
	복숭아	170	68	15.1	8.9
	리지	30	19	4.7	15.5
	사과	100	54	13.1	13.1
	레몬	60	32	4.6	7.6
버섯	팽이버섯	20	4	0.7	3.7
	목이버섯	1	2	0.1	13.7
	생표고	14	3	0.2	1.4
	말린 표고	3	5	0.7	22.4
	참타리버섯	20	3	0.2	1.1
	맛버섯	10	2	0.2	1.9
	새송이	20	5	0.6	3.1
	느타리	10	2	0.4	3.6
	잎새버섯	20	3	0.0	0.0
	양송이	15	2	0.0	0.0
	삶은 양송이 통조림	10	1	0.0	0.1
	자연송이	30	7	1.1	3.5
해조류	구운 김	3	6	0.2	8.3
	조미 김	3	5	0.5	16.6
	톳	10	14	1.3	12.9
	자른 미역	2	3	0.1	6.2
	생미역	20	3	0.4	2.0
	사각 다시마	3	3	0.2	16.6
	우뭇가사리	50	1	0.0	0.0
	한천 블록	7	11	0.0	0.0

	식품명	상용량(g)	칼로리(kcal)	당질(g)	100g당 당질량(g)
해조류	큰실말	50	2	0.0	0.0
유제품	우유	210	141	10.1	4.8
	저지방우유	210	97	11.6	5.5
	생크림(유지방)	100	433	3.1	3.1
	생크림(식물성지방)	100	392	2.9	2.9
	커피 크림(액상)	5	12	0.1	5.5
	커피 크림(분말)	6	34	3.2	60.1
	요구르트(전지무당)	100	62	4.9	4.9
	프로세스 치즈	20	68	0.3	1.3
	코티지 치즈	15	16	0.3	1.9
	까망베르 치즈	20	62	0.2	0.9
	크림치즈	20	69	0.5	2.3
조미료	우스터 소스	6	7	1.6	26.3
	두반장	10	6	0.4	3.6
	진간장	6	4	0.6	10.1
	국간장	6	3	0.5	7.8
	조림간장	6	7	1.0	15.9
	고형 콩소메	5	12	2.1	41.8
	과립 풍미 조미료	2	4	0.6	31.1
	굴 소스	6	6	1.1	18.1
	토마토퓌레	5	2	0.4	8.1
	토마토페이스트	5	4	0.9	17.3
	케첩	5	6	1.3	25.6
	일본식 무지방 드레싱	15	12	2.4	15.9
	프렌치 드레싱	15	61	0.9	5.9
	사우전드 아일랜드 드레싱	15	62	1.3	8.9
	마요네즈(전란형)	12	84	0.5	4.5
	마요네즈(난황형)	12	80	0.2	1.7
	단맛 된장	18	39	5.8	32.3
	연한 색 된장	18	35	3.1	17.0
	붉은 된장	18	33	3.1	17.0
	카레가루	25	128	10.3	41.0
	하이라이스 소스	25	128	11.3	45.0
	곡물식초	5	1	0.1	2.4
	쌀식초	5	2	0.4	7.4
	포도식초	5	1	0.1	1.2
	사과식초	5	1	0.1	2.4
	미림	6	14	2.6	43.2
기호 음료	청주	180	193	8.1	4.5
	맥주	353	141	10.9	3.1
	발포주	353	159	12.7	3.6
	백포도주	100	73	2.0	2.0
	적포도주	100	73	1.5	1.5
	로제와인	100	77	4.0	4.0
	소흥주	50	64	2.6	5.1
	소주	180	263	0.0	0.0
	위스키	30	71	0.0	0.0
	브랜디	30	71	0.0	0.0
	보드카	30	72	0.0	0.0
	진	30	85	0.0	0.1
	럼	30	72	0.0	0.1
	매실주	30	47	6.2	20.7
육류	소 목심(앞쪽) 비계 포함	100	286	0.3	0.3
	소 목심(앞쪽) 살코기	100	201	0.3	0.3
	소 목심(뒤쪽) 비계 포함	100	411	0.2	0.2
	소 목심(뒤쪽) 살코기	100	316	0.2	0.2
	소 등심 비계 포함	100	498	0.3	0.3
	소 등심 살코기	100	317	0.4	0.4
	소 뱃살 비계 포함	100	517	0.1	0.1

	식품명	상용량(g)	칼로리(kcal)	당질(g)	100g당 당질량(g)
육류	소 뒷다리 비계포함	100	246	0.5	0.5
	소 뒷다리 살코기	100	191	0.6	0.6
	소 우둔 비계 포함	100	347	0.4	0.4
	소 우둔 살코기	100	211	0.5	0.5
	소 안심 살코기	100	223	0.3	0.3
	소 다짐육	100	224	0.5	0.5
	소 등심 살코기	100	317	0.4	0.4
	소 뱃살 비계 포함	100	517	0.1	0.1
	소 뒷다리 비계 포함	100	246	0.5	0.5
	소 뒷다리 살코기	100	191	0.6	0.6
	소 우둔 비계 포함	100	347	0.4	0.4
	소 우둔 살코기	100	211	0.5	0.5
	소 안심 살코기	100	223	0.3	0.3
	소 다짐육	100	224	0.5	0.5
	로스트비프	50	98	0.5	0.9
	콘비프(소금에 절인 소고기 통조림)	50	102	0.9	1.7
	소고기 육포	10	32	0.6	6.4
	돼지 목심(앞쪽) 비계 포함	100	216	0.2	0.2
	돼지 목심(앞쪽) 살코기	100	125	0.2	0.2
	돼지 목심(뒤쪽) 비계 포함	100	253	0.1	0.1
	돼지 목심(뒤쪽) 살코기	100	157	0.1	0.1
	돼지 뱃살 비계 포함	100	386	0.1	0.1
	돼지 뒷다리 비계 포함	100	183	0.2	0.2
	돼지 뒷다리 살코기	100	128	0.2	0.2
	돼지 안심 살코기	100	115	0.2	0.2
	돼지 다짐육	100	221	0.0	0.0
	돼지 간	50	64	1.3	2.5
	돼지 족발	50	115	0.0	0.0
	본레스햄	20	24	0.4	1.8
	로스햄	20	39	0.3	1.3
	속성 생햄	10	25	0.1	0.5
	베이컨	20	81	0.1	0.3
	비엔나소시지	20	64	0.6	3.0
	세미드라이 소시지	10	34	0.3	2.6
	드라이 소시지	10	50	0.2	2.1
	프랑크 소시지	50	149	3.1	6.2
	돼지고기구이	30	52	1.5	5.1
	오리고기 껍질 포함	50	167	0.1	0.1
	닭 날개 껍질 포함	100	195	0.0	0.0
	닭 가슴살 껍질 포함	100	244	0.0	0.0
	닭 가슴살 껍질 제거	100	121	0.0	0.0
	닭 다리살 껍질 포함	100	253	0.0	0.0
	닭 다리살 껍질 제거	100	138	0.0	0.0
	닭 안심	100	114	0.0	0.0
	닭고기 다짐육	100	166	0.0	0.0
	닭 심장	50	104	0.0	0.0
	닭 간	50	56	0.3	0.6
	닭 모래주머니	50	47	0.0	0.0
계란류	달걀	50	76	0.2	0.3
	메추리알	10	18	0.0	0.3
어묵	어묵	20	19	1.9	9.7
어패류	정어리	65	88	0.2	0.3
	잔멸치	50	57	0.1	0.2
	정어리 올리브유 통조림	20	72	0.1	0.3
	장어 소금구이	60	199	0.1	0.1
	장어 꼬치구이	60	176	1.9	3.1
	가다랑어	60	68	0.1	0.1
	도다리	75	71	0.1	0.1
	범가자미	60	70	0.0	0.0
	보리멸치	30	26	0.0	0.1

	식품명	상용량(g)	칼로리(kcal)	당질(g)	100g당 당질량(g)
어패류	자반연어	100	199	0.1	0.1
	훈제연어	20	32	0.0	0.1
	고등어	100	202	0.3	0.3
	삼치	100	177	0.1	0.1
	꽁치	85	264	0.1	0.1
	열빙어	50	83	0.1	0.2
	대구	100	194	0.1	0.1
	방어	100	257	0.3	0.3
	참치	60	211	0.1	0.1
	참치 통조림	50	134	0.1	0.1
	빙어	80	62	0.1	0.1
	피조개	20	15	0.7	3.5
	바지락	60	18	0.2	0.4
	전복	135	99	5.4	4.0
	굴	15	9	0.7	4.7
	소라	30	27	0.2	0.8
	재첩	30	15	1.3	4.3
	새조개	10	9	0.7	6.9
	조개관자	25	24	1.2	4.9
	보리새우	30	29	0.0	0.0
	데친 소라게	80	64	0.2	0.2
	오징어	225	198	0.5	0.2
	데친 꼴뚜기	60	62	0.2	0.4
	마른오징어	30	100	0.1	0.4
	연어알젓	17	46	0.0	0.2
	젓갈	20	23	1.3	6.5
	데친 문어	100	99	0.1	0.1
	성게	5	6	0.2	3.3
	성게알젓	16	27	3.6	22.4
	해파리	20	4	0.0	0.0
	명란	45	63	0.2	0.4